著者 おちゃずけ
監修 作田亮一
獨協医科大学埼玉医療センター
子どものこころ診療センター教授

10代のための もしかして摂食障害? と思ったときに読む本

「やせたい気持ち」から離れられない

合同出版

登場人物

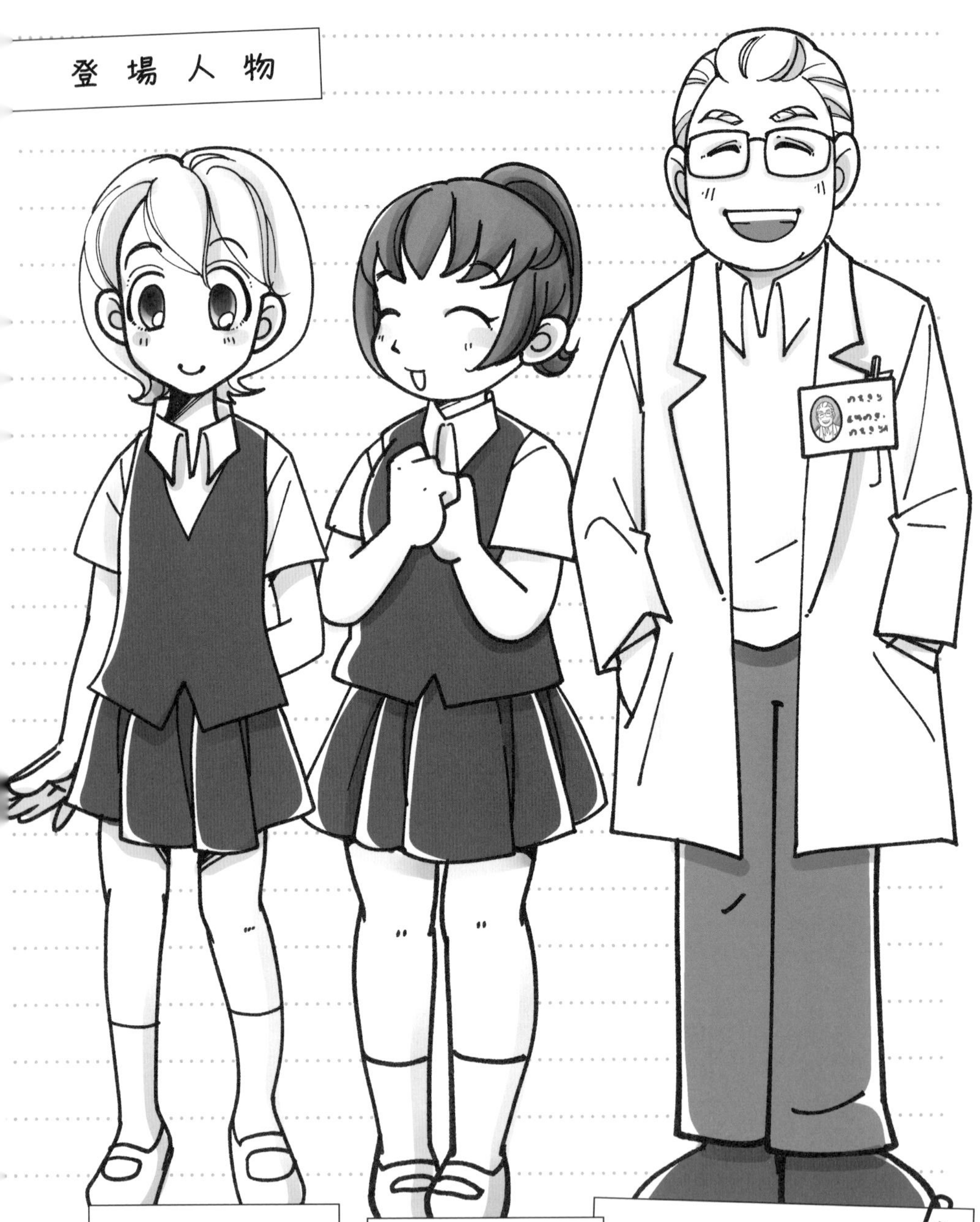

花村彩さん

バスケが大好きな
中学２年生

相田春さん

彩さんの友だち
中学２年生

作田亮一先生

摂食障害専門の先生
たくさんの摂食障害の
子どもたちを見守ってきました

この本の主な

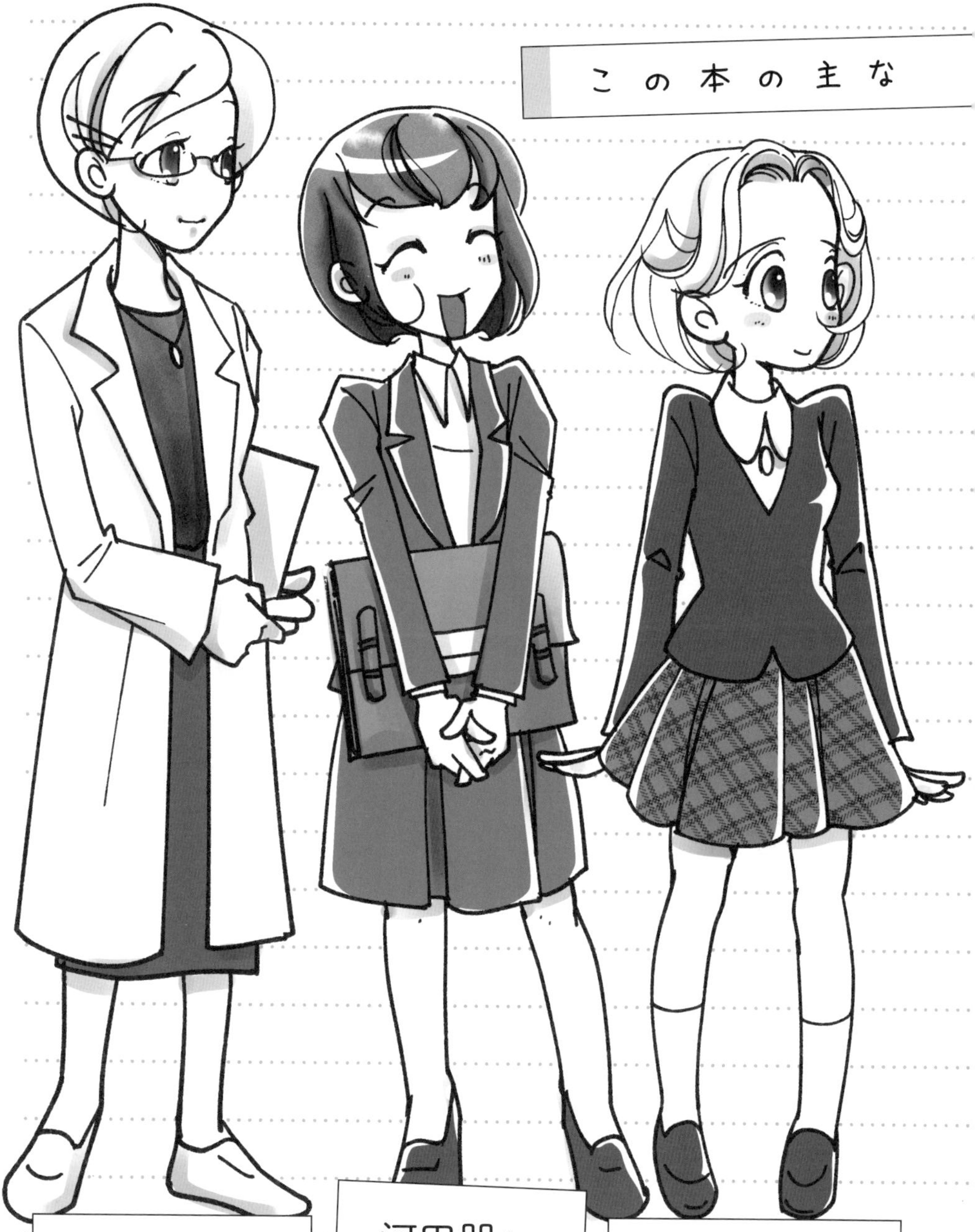

城山優佳先生

中学校の養護教諭

河田朋さん

音楽が大好きな
中学３年生

立山悠さん

本を読むのが大好きな
中学１年生

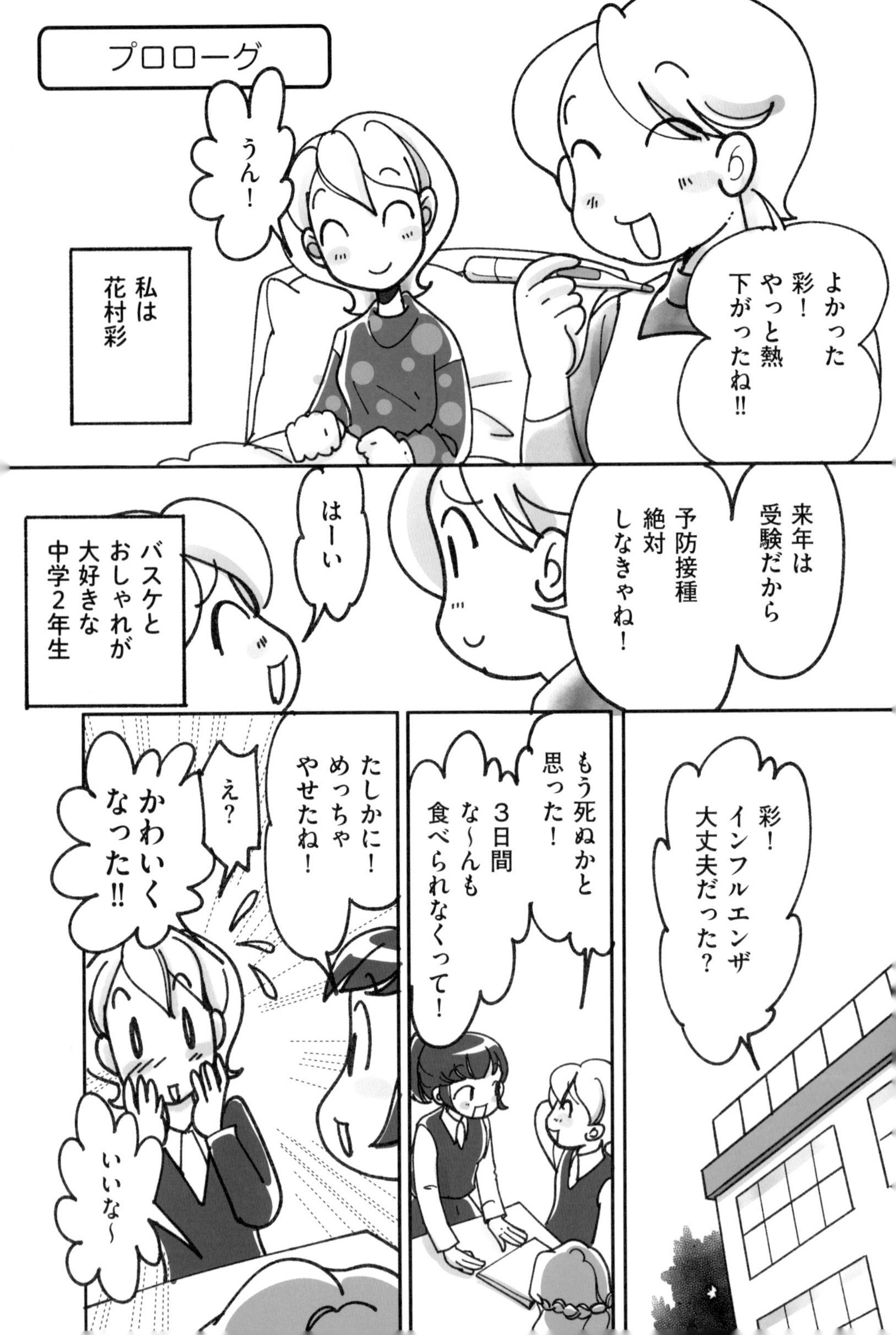
プロローグ
よかった彩! やっと熱下がったね!!
うん!
私は花村彩
来年は受験だから予防接種絶対しなきゃね!
はーい
バスケとおしゃれが大好きな中学2年生
彩! インフルエンザ大丈夫だった?
もう死ぬかと思った! 3日間な~んも食べられなくって!
たしかに! めっちゃやせたね!
え?
かわいくなった!!
いいな~

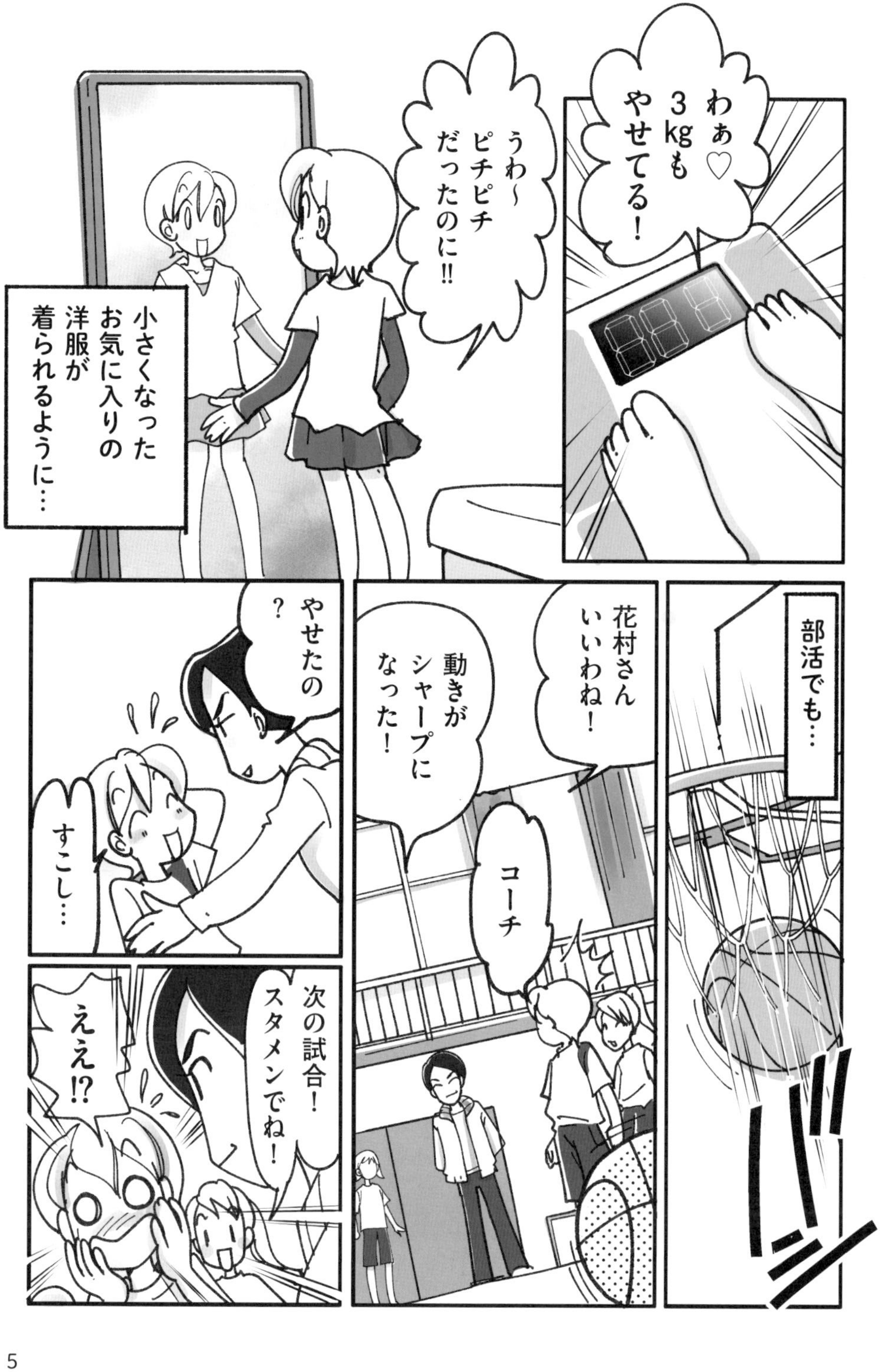

わぁ♡
3kgも
やせてる！
うわ～
ピチピチ
だったのに!!
小さくなった
お気に入りの
洋服が
着られるように…
部活でも…
花村さん
いいわね！
動きが
シャープに
なった！
コーチ
やせたの
？
すこし…
次の試合！
スタメンでね！
ええ!?

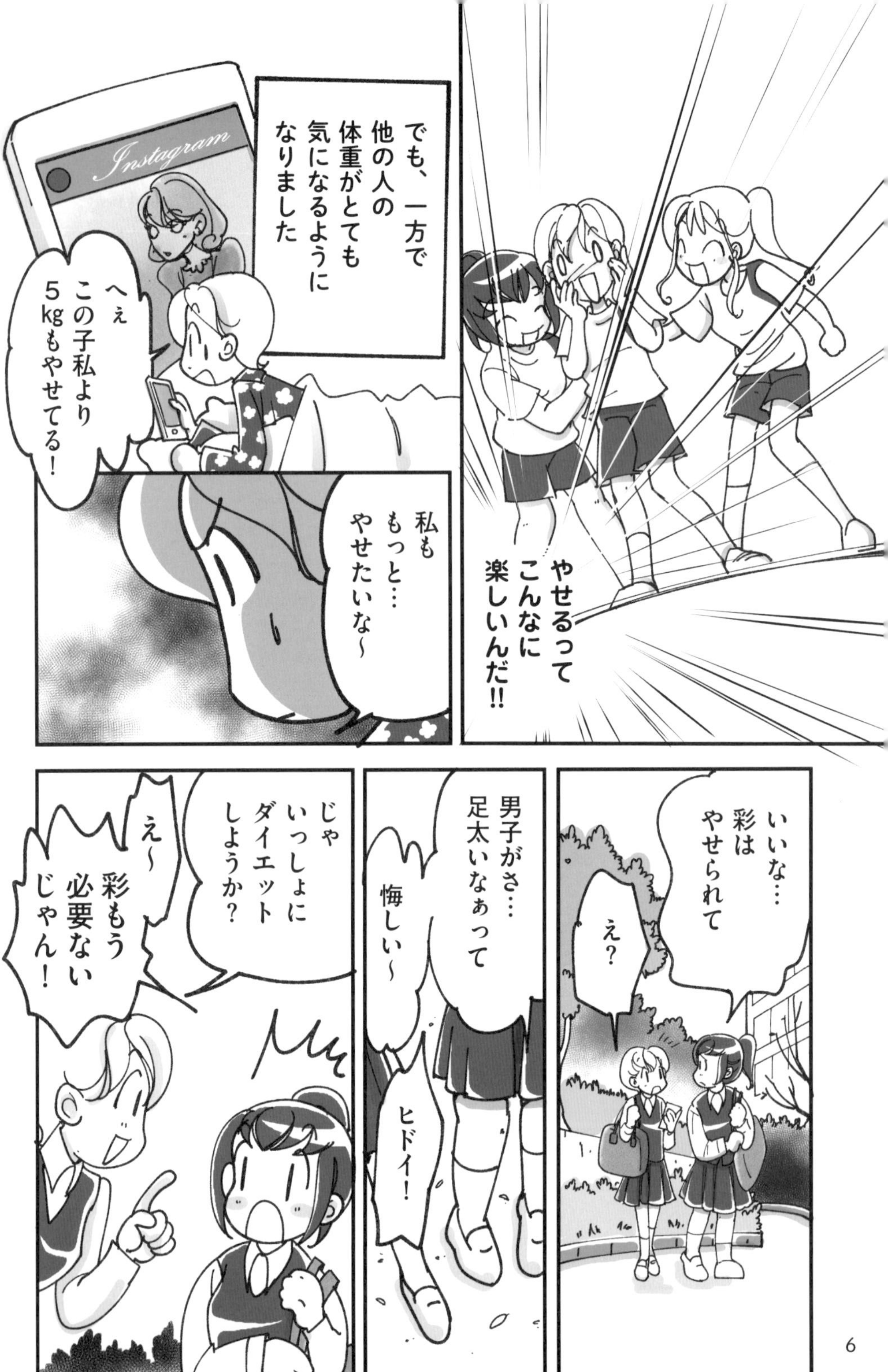
やせるってこんなに楽しいんだ!!
でも、一方で他の人の体重がとても気になるようになりました
Instagram
へぇこの子私より5kgもやせてる!
私ももっと…やせたいな〜
いいな…彩はやせられて
え?
男子がさ…足太いなぁって
悔しい〜
ヒドイ!
じゃいっしょにダイエットしようか?
え〜彩もう必要ないじゃん!

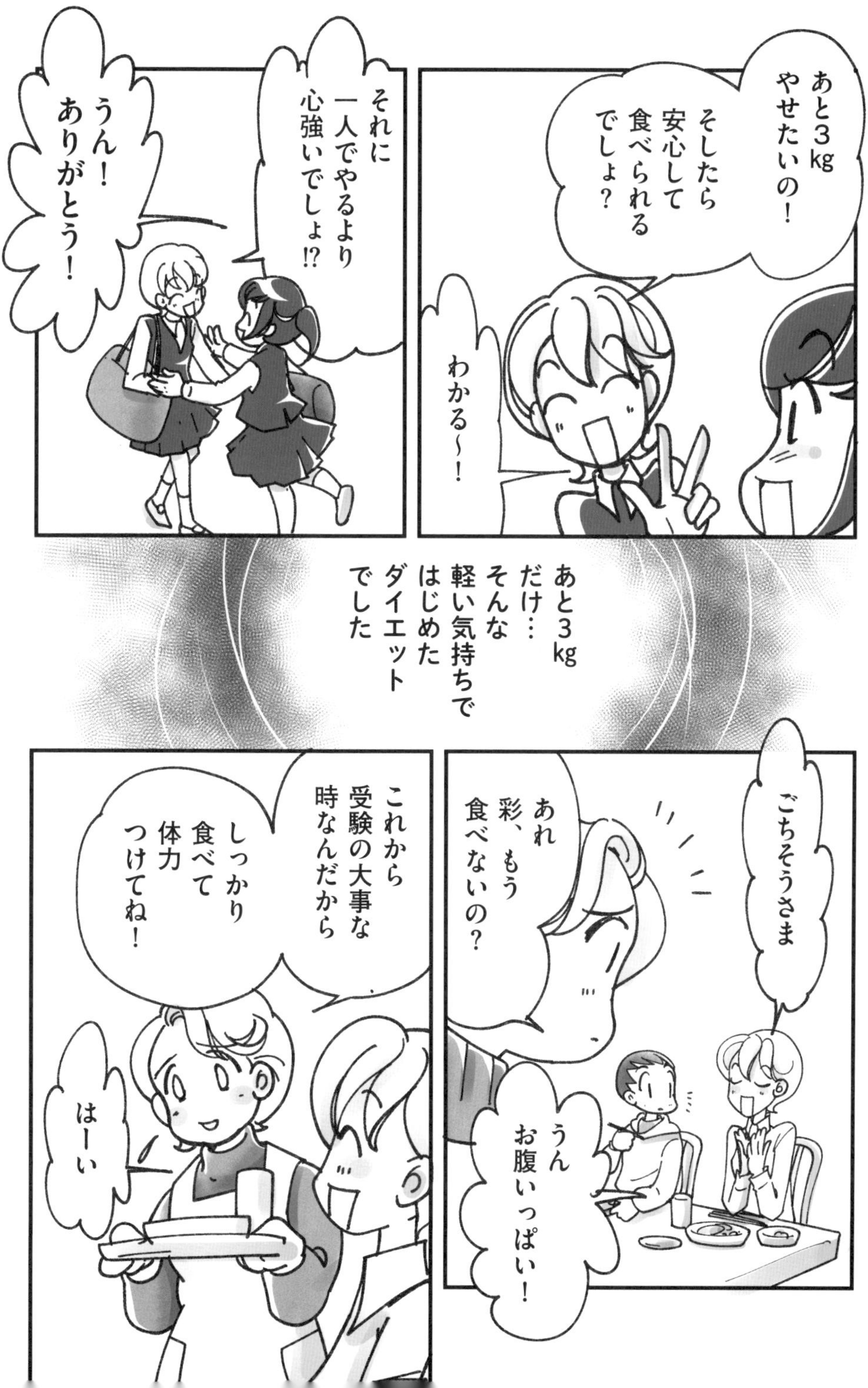
あと3kg やせたいの！
そしたら安心して食べられるでしょ？
わかる〜！
それに一人でやるより心強いでしょ!?
うん！ありがとう！
あと3kgだけ…そんな軽い気持ちではじめたダイエットでした
ごちそうさま
あれ 彩、もう食べないの？
うん お腹いっぱい！
これから受験の大事な時なんだから
しっかり食べて体力つけてね！
はーい

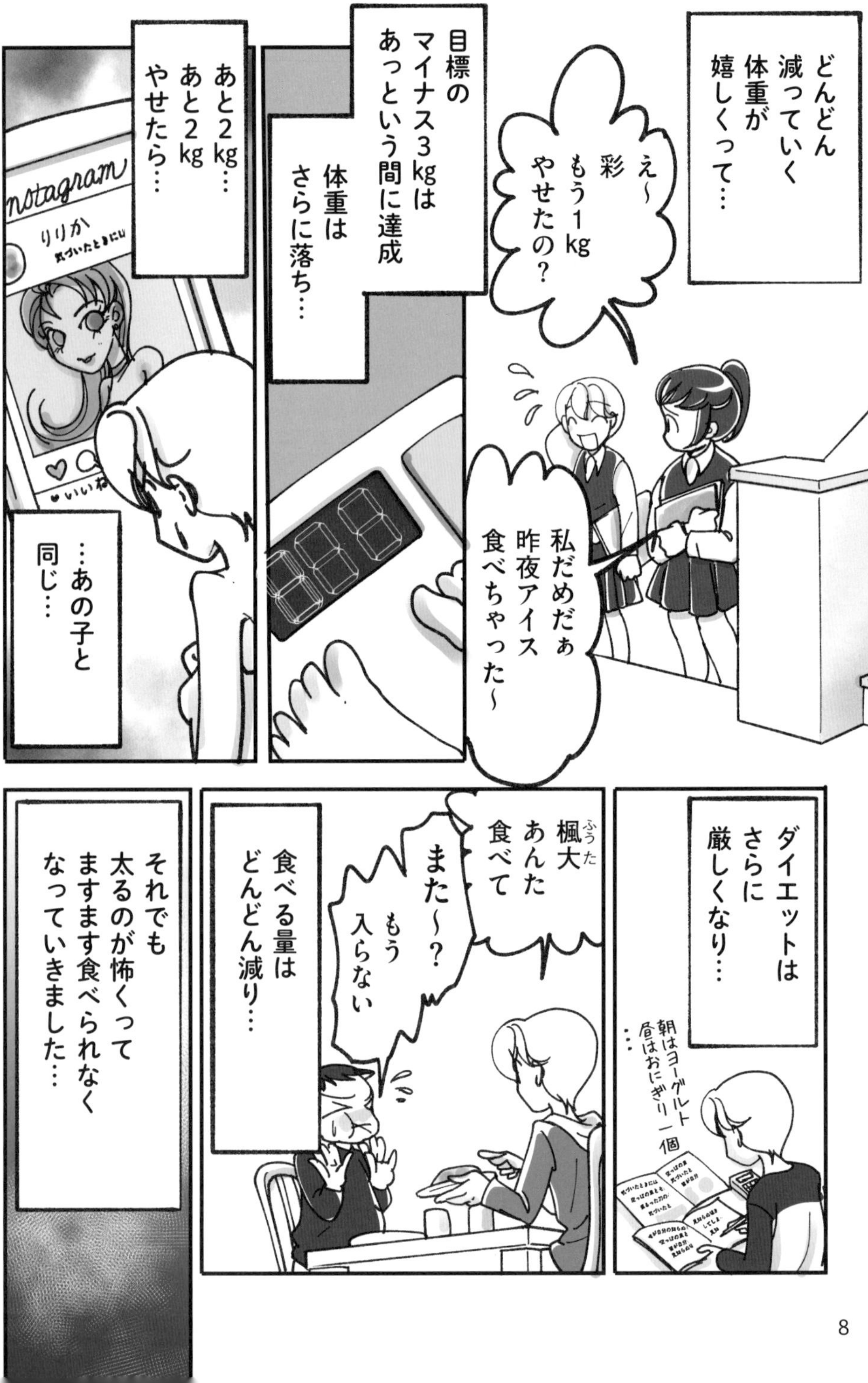

どんどん減っていく体重が嬉しくって…
え～彩もう1kgやせたの？
私だめだぁ昨夜アイス食べちゃった～
目標のマイナス3kgはあっという間に達成
体重はさらに落ち…
あと2kg…あと2kgやせたら…
りりか
…あの子と同じ…
ダイエットはさらに厳しくなり…
朝はヨーグルト昼はおにぎり一個…
楓大《ふうた》あんた食べて
また～？
もう入らない
食べる量はどんどん減り…
それでも太るのが怖くってますます食べられなくなっていきました…

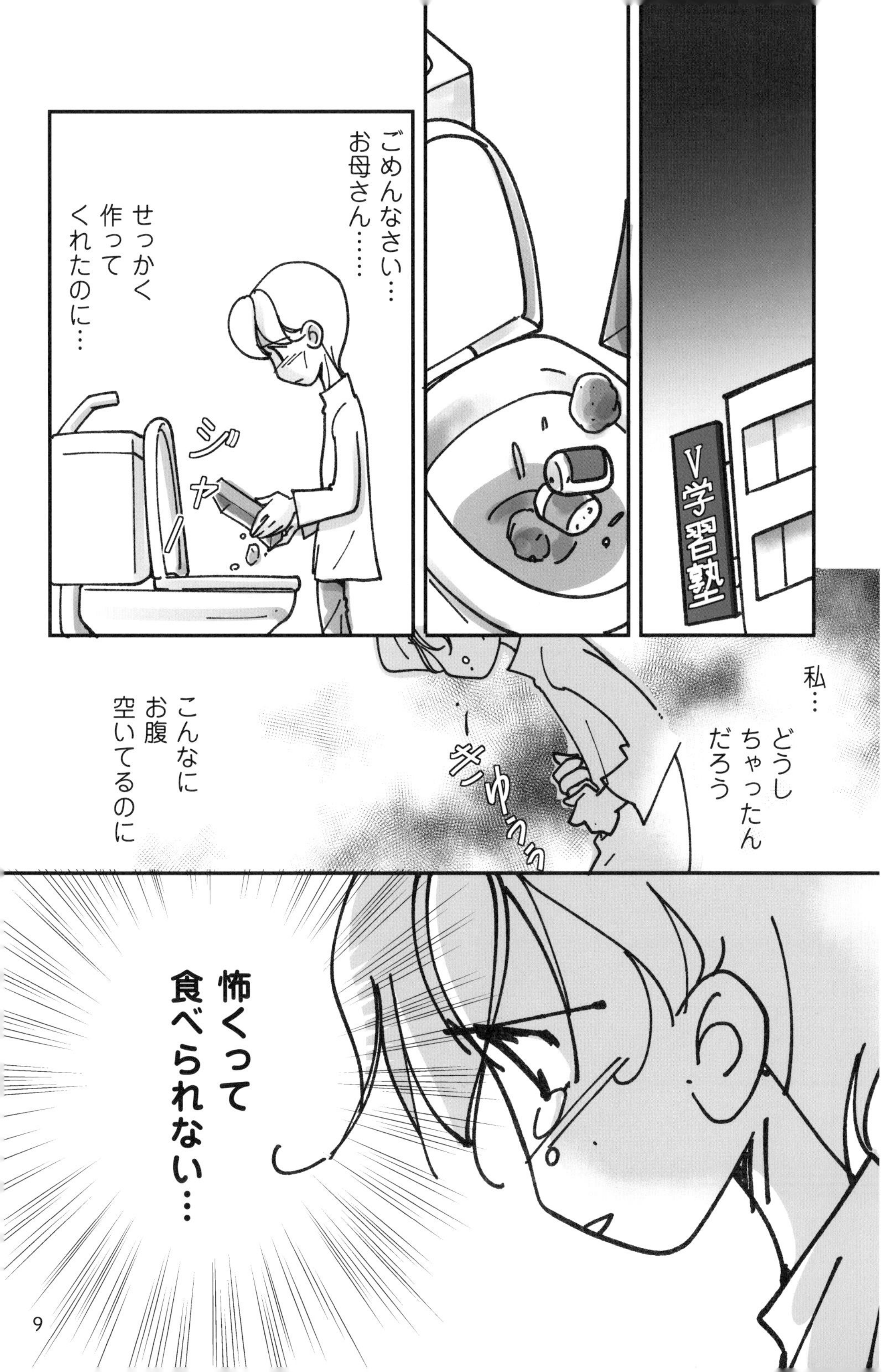
V学習塾
ごめんなさい…
お母さん……
せっかく
作って
くれたのに…
ジャー
私…
どうしちゃったんだろう
きゅ〜〜
こんなに
お腹
空いてるのに
怖くって
食べられない…

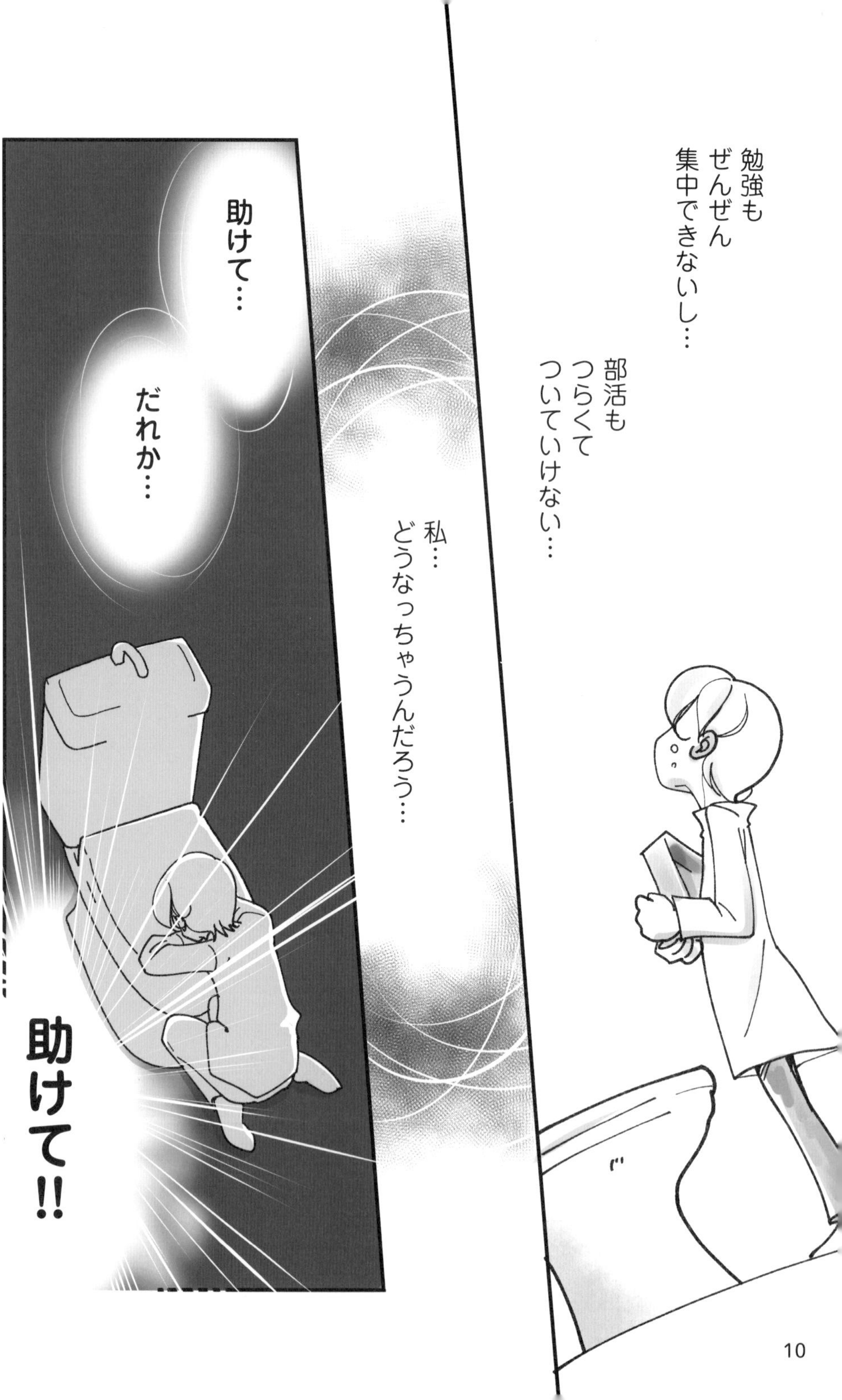

勉強も
ぜんぜん
集中できないし…
部活も
つらくて
ついていけない…
私…
どうなっちゃうんだろう…
助けて…
だれか…
助けて!!

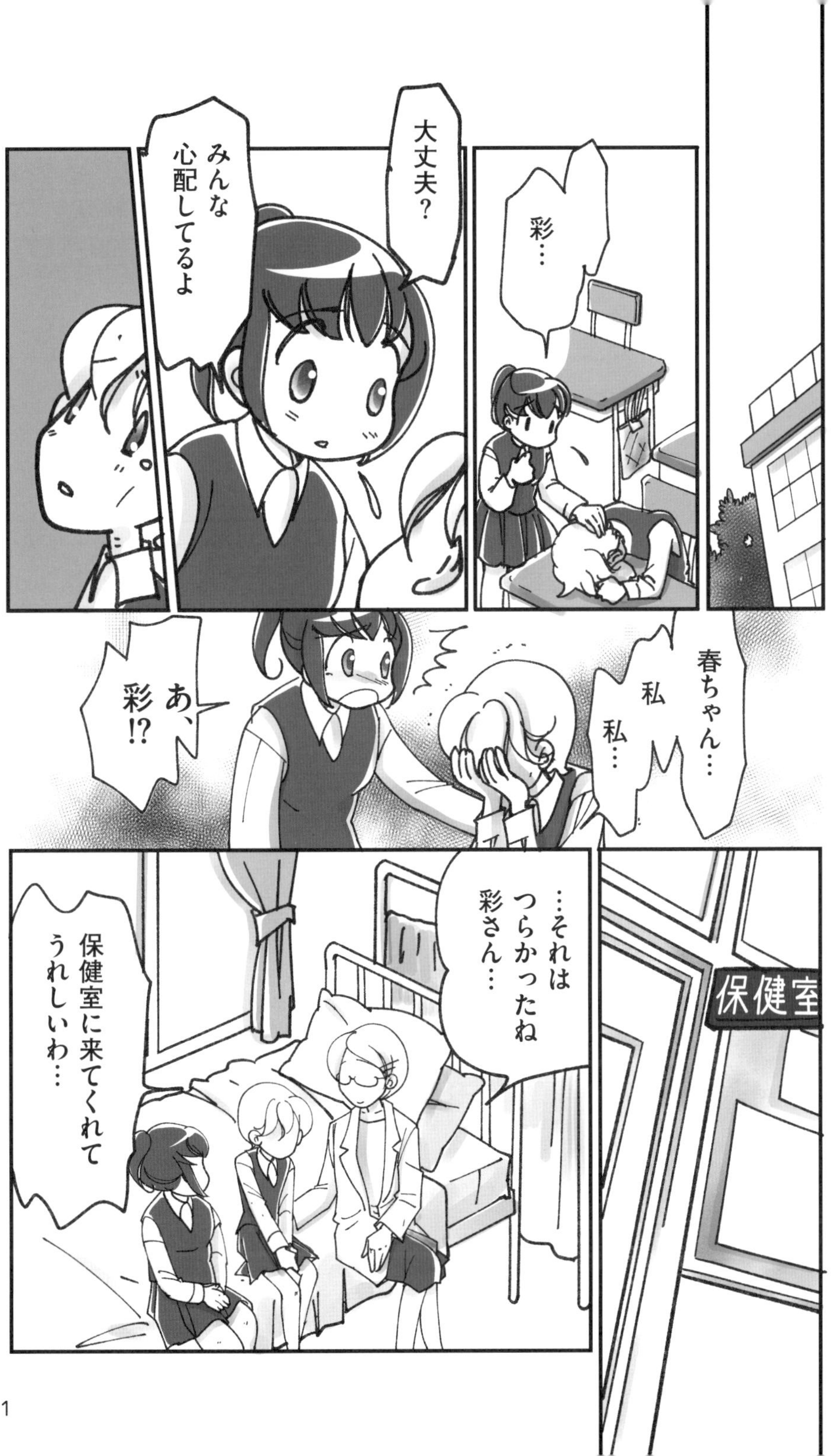
彩…
大丈夫?
みんな心配してるよ
春ちゃん… 私 私…
あ、彩!?
…それは つらかったね 彩さん…
保健室
保健室に来てくれて うれしいわ…

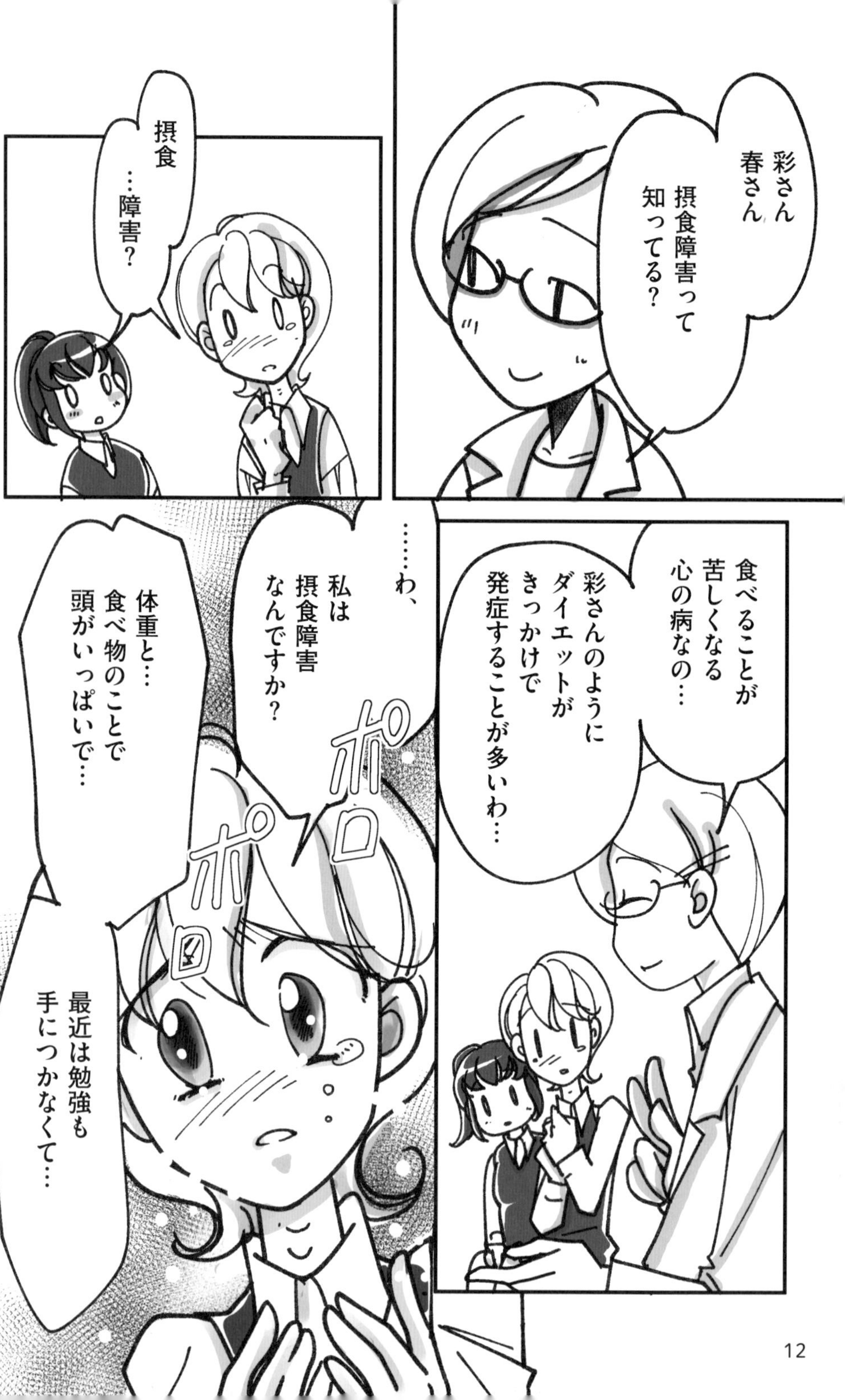
彩さん
春さん
摂食障害って
知ってる？
摂食
…障害？
食べることが
苦しくなる
心の病なの…
彩さんのように
ダイエットが
きっかけで
発症することが多いわ…
……わ、
私は
摂食障害
なんですか？
ポロ
ポロ
体重と…
食べ物のことで
頭がいっぱいで…
最近は勉強も
手につかなくて…

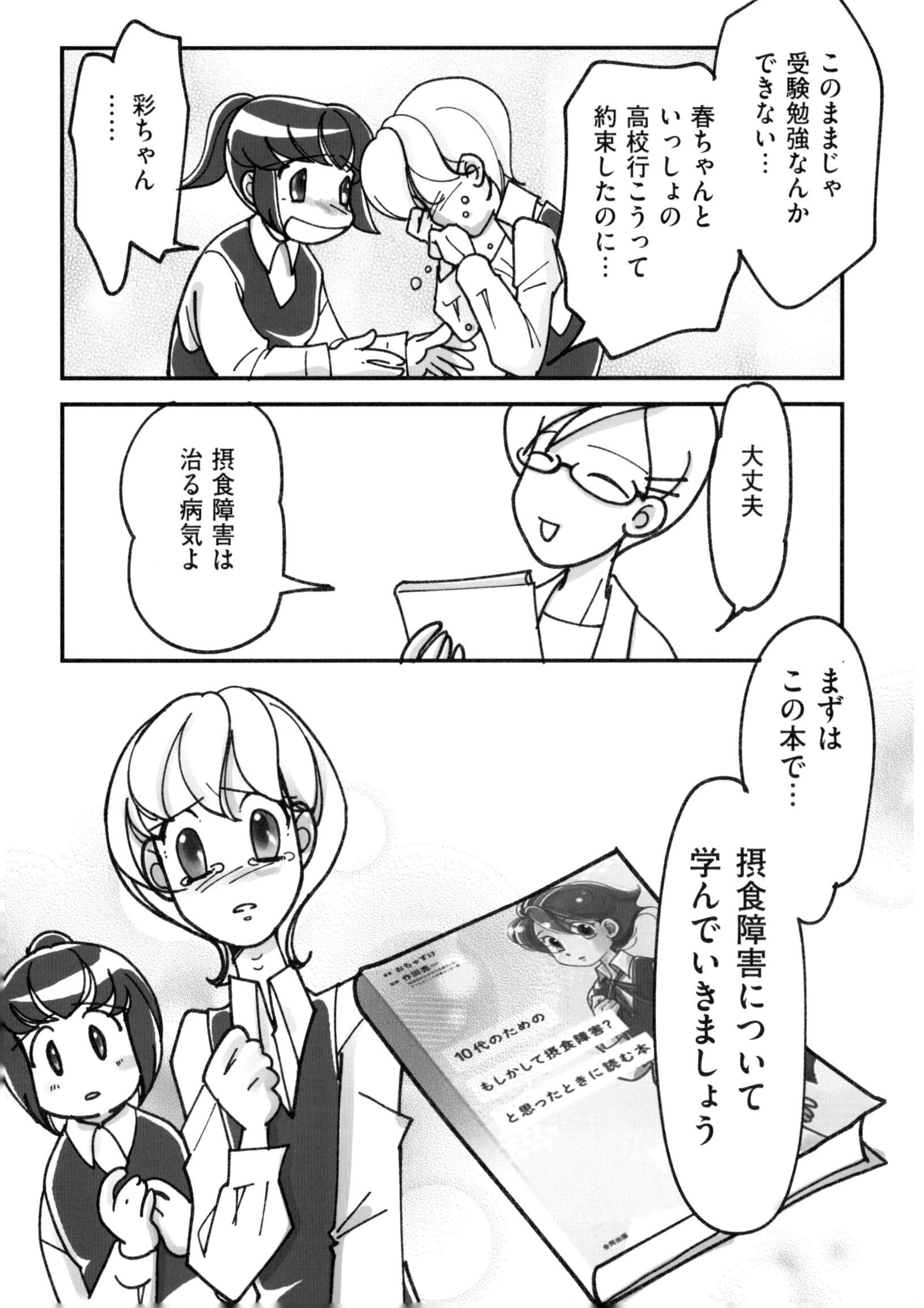

このままじゃ受験勉強なんかできない…
春ちゃんといっしょの高校行こうって約束したのに…
彩ちゃん……
大丈夫
摂食障害は治る病気よ
まずはこの本で…
摂食障害について学んでいきましょう
10代のための
もしかして摂食障害?
と思ったときに読む本

はじめに

わたしが摂食障害になったのは高校2年生の時でした。

きっかけはダイエットです。

どんなに決意しても、たくさん食べたり、吐いたりが止められませんでした。

自分は意志の弱い、ダメな人間だと思っていました。

そんな自分の姿を他の人に知られるのが怖くて、ずっとだれにも言えず、一人で苦しみ続けてきました。

はじめて人に言えるようになったのは、たくさん食べたり吐いたりが治ってから30年近くもたち、大人になってからでした。

その時になって、じつはたくさんの人が、この病気で苦しんでいることを知りました。また、多くのお医者さんや専門家の人たち、さらには、摂食障害の経験者の人たちが、この病気の人を助けるために、いろいろな活動をしてくれていることも知りました。

私が、もし30年前に、このような人たちに助けを求めることができていたら……。

あんなに長く一人で苦しまずにすんだのではないかと思います。

そのことをみなさんに伝えたくて、この本を作りました。

この本では、摂食障害のさまざまなケースを紹介しています。個人がわからないように工夫していますが、監修の作田亮一先生が実際にかかわった患者さんや、私が摂食障害の経験者たちから聞いた体験談で、どれも本当のお話です。

ダイエットだけが摂食障害の原因ではないこと、やせている、太っているなどの外見だけで、摂食障害かどうか決まらないこと……などなど、知っておいてほしい知識やケースをマンガで紹介しました。

摂食障害は、本当に苦しい病気です。

治療も難しく、長くかかることもあります。だから、予防と早期の発見がとても大切です。

そのためにもまずは摂食障害とは何かを知ること。そして、だれかに助けを求めること。

この2つを、みなさんにお願いしたいのです。

摂食障害で苦しむ人が、一人でも少なくなること、心より願っています。

マンガ家　おちゃずけ

もくじ

PART2 子どもが摂食障害かな？ と思ったら…

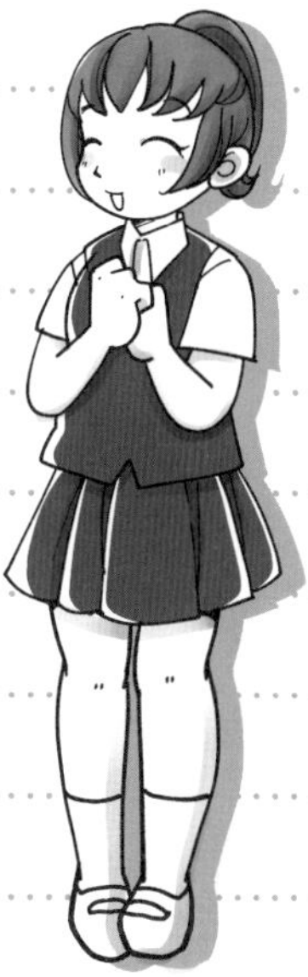

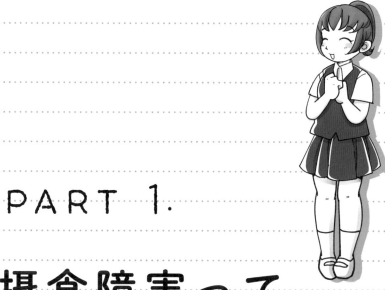

PART 1.

摂食障害って なに？

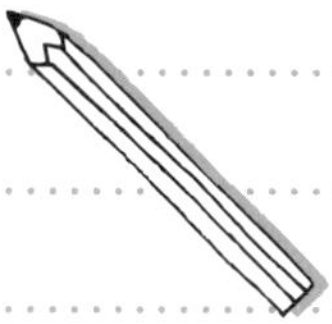

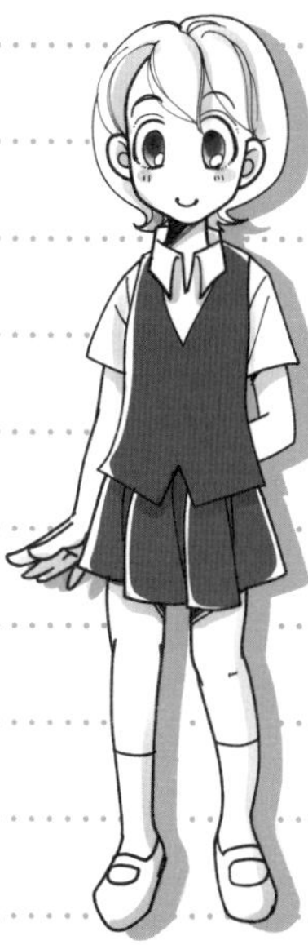

Chapter 1

摂食障害はどんな病気?

case 1. 「拒食症」から「過食症」へ

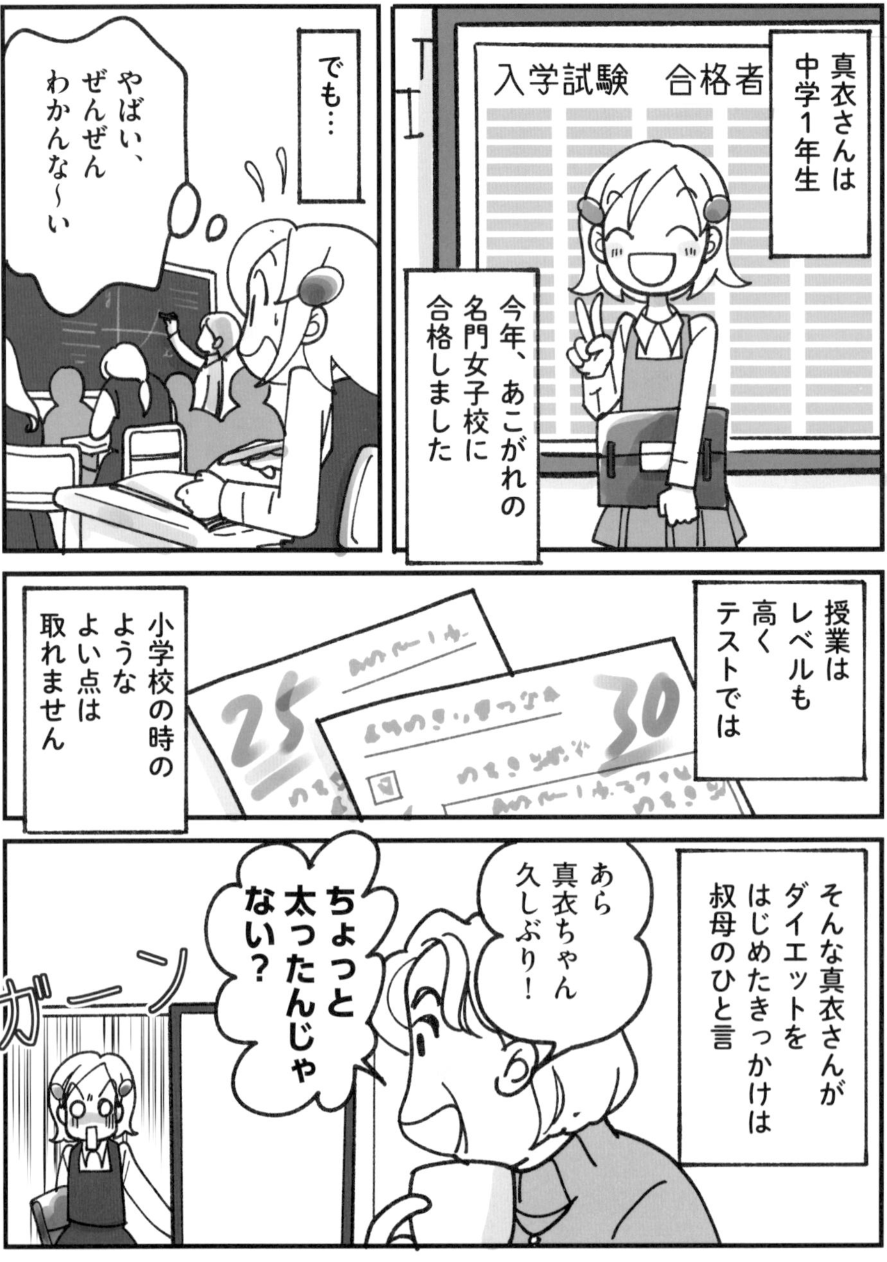
真衣さんは中学1年生
入学試験　合格者
今年、あこがれの名門女子校に合格しました
でも…
やばい、ぜんぜんわかんな〜い
授業はレベルも高くテストでは
小学校の時のようなよい点は取れません
そんな真衣さんがダイエットをはじめたきっかけは叔母のひと言
あら真衣ちゃん久しぶり!
ちょっと太ったんじゃない?
ガーン

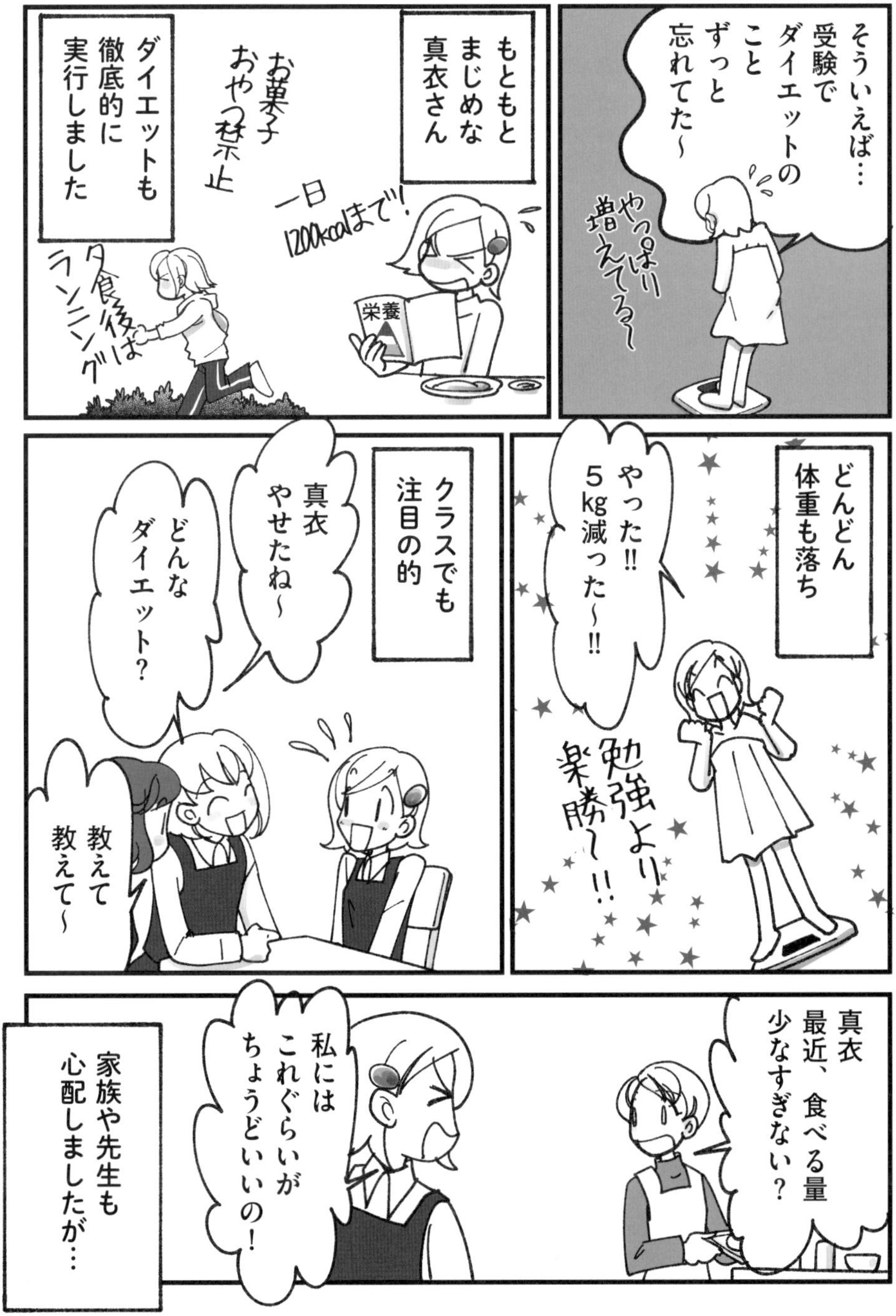
そういえば…受験でダイエットのことずっと忘れてた～
やっぱり増えてる～
もともとまじめな真衣さん
お菓子おやつ禁止
一日1200kcalまで!!
栄養
ダイエットも徹底的に実行しました
夕食後はランニング
どんどん体重も落ち
やった!!５kg減った～!!
勉強より楽勝～!!
クラスでも注目の的
真衣やせたね～
どんなダイエット?
教えて教えて～
真衣最近、食べる量少なすぎない?
私にはこれぐらいがちょうどいいの!
家族や先生も心配しましたが…

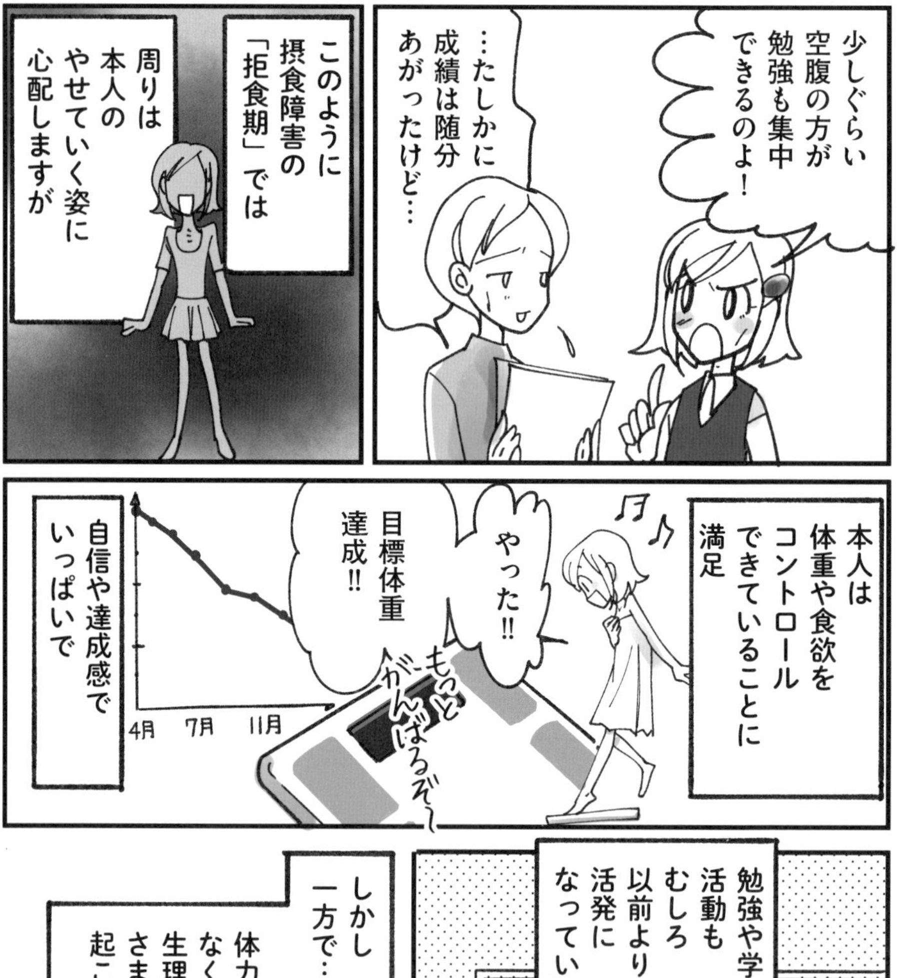
少しぐらい空腹の方が勉強も集中できるのよ！
…たしかに成績は随分あがったけど…
このように摂食障害の「拒食期」では
周りは本人のやせていく姿に心配しますが
本人は体重や食欲をコントロールできていることに満足
やった!!
目標体重達成!!
もっとがんばるぞ〜
4月
7月
11月
自信や達成感でいっぱいで
勉強や学校の活動もむしろ以前よりも活発になっていきます
しかし一方で…
体力や集中力がなくなったり生理が来なくなったりさまざまな体調の悪化が起こってきます

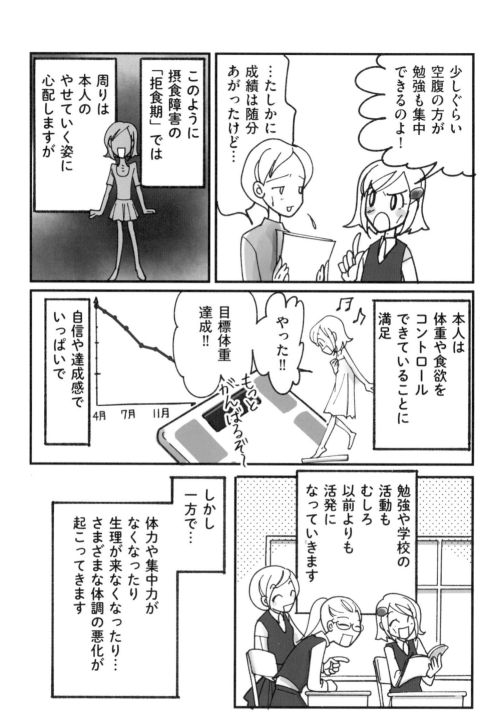

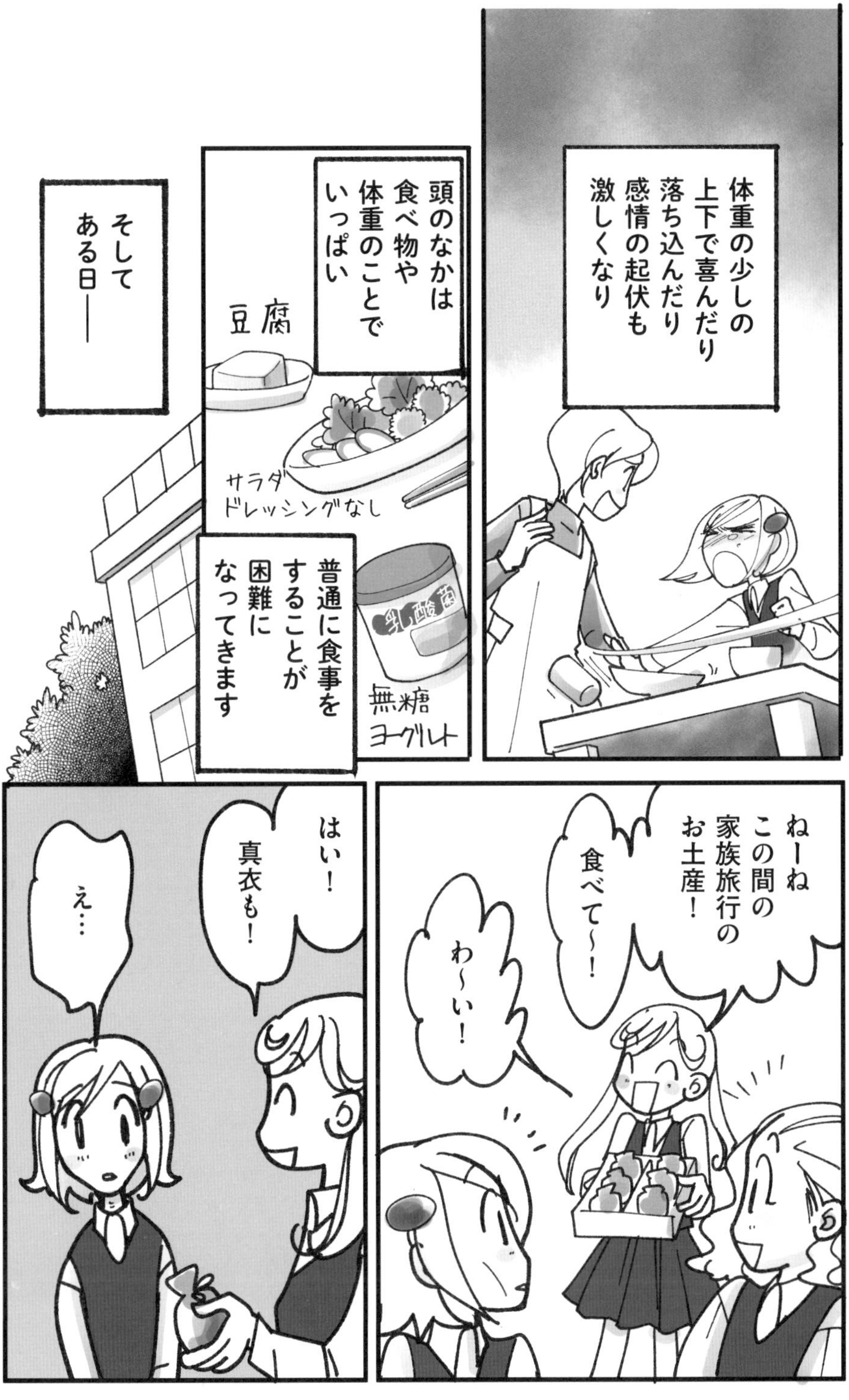
体重の少しの上下で喜んだり落ち込んだり感情の起伏も激しくなり
頭のなかは食べ物や体重のことでいっぱい
豆腐
サラダ
ドレッシングなし
乳酸菌
無糖ヨーグルト
普通に食事をすることが困難になってきます
そしてある日——
ねーね この間の家族旅行のお土産！
食べて～！
わ～い！
はい！ 真衣も！
え…

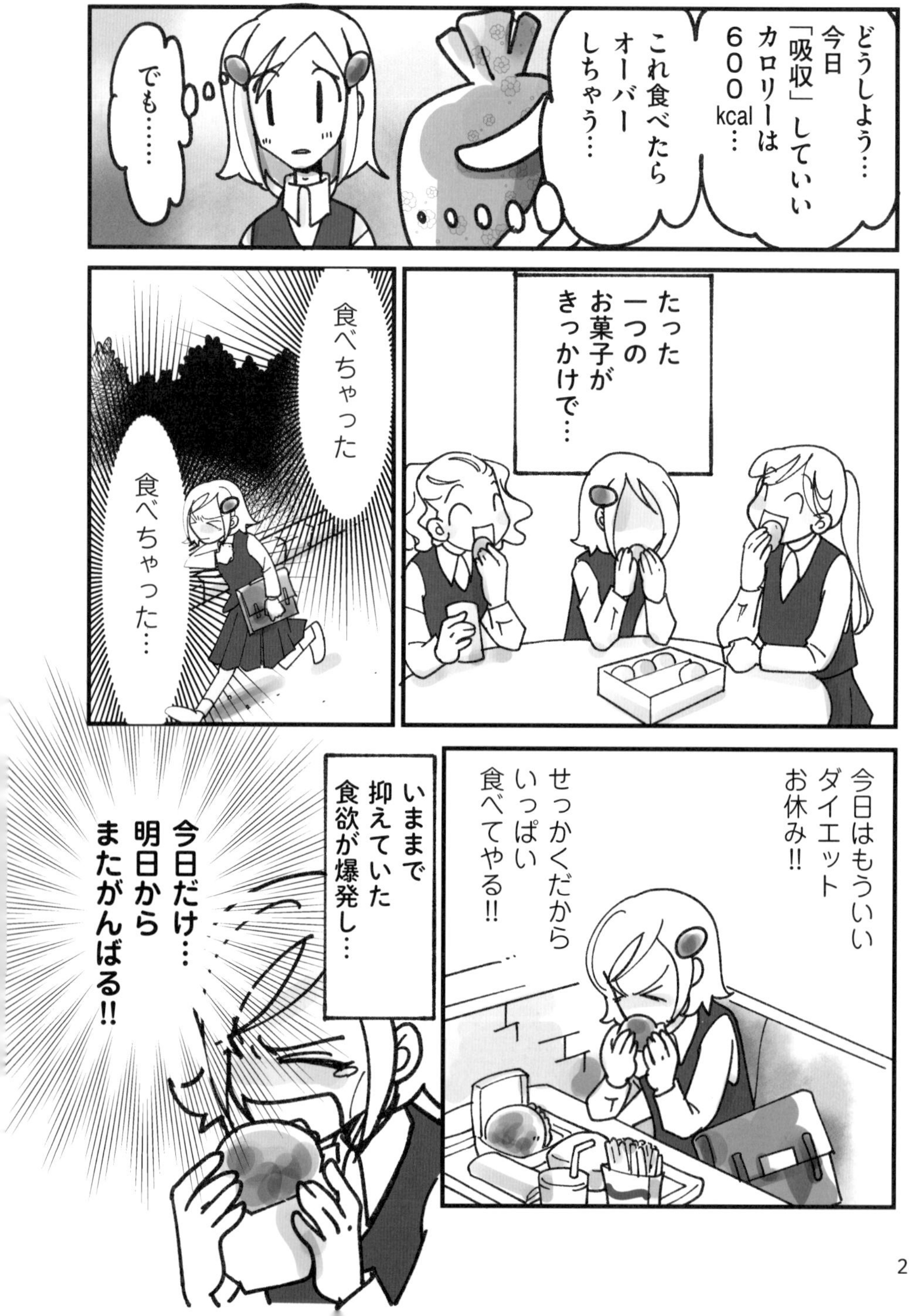
どうしよう…
今日「吸収」していいカロリーは600kcal…
これ食べたらオーバーしちゃう…
でも……
たった一つのお菓子がきっかけで…
食べちゃった
食べちゃった…
今日はもういいダイエットお休み!!
せっかくだからいっぱい食べてやる!!
いままで抑えていた食欲が爆発し…
今日だけ…明日からまたがんばる!!

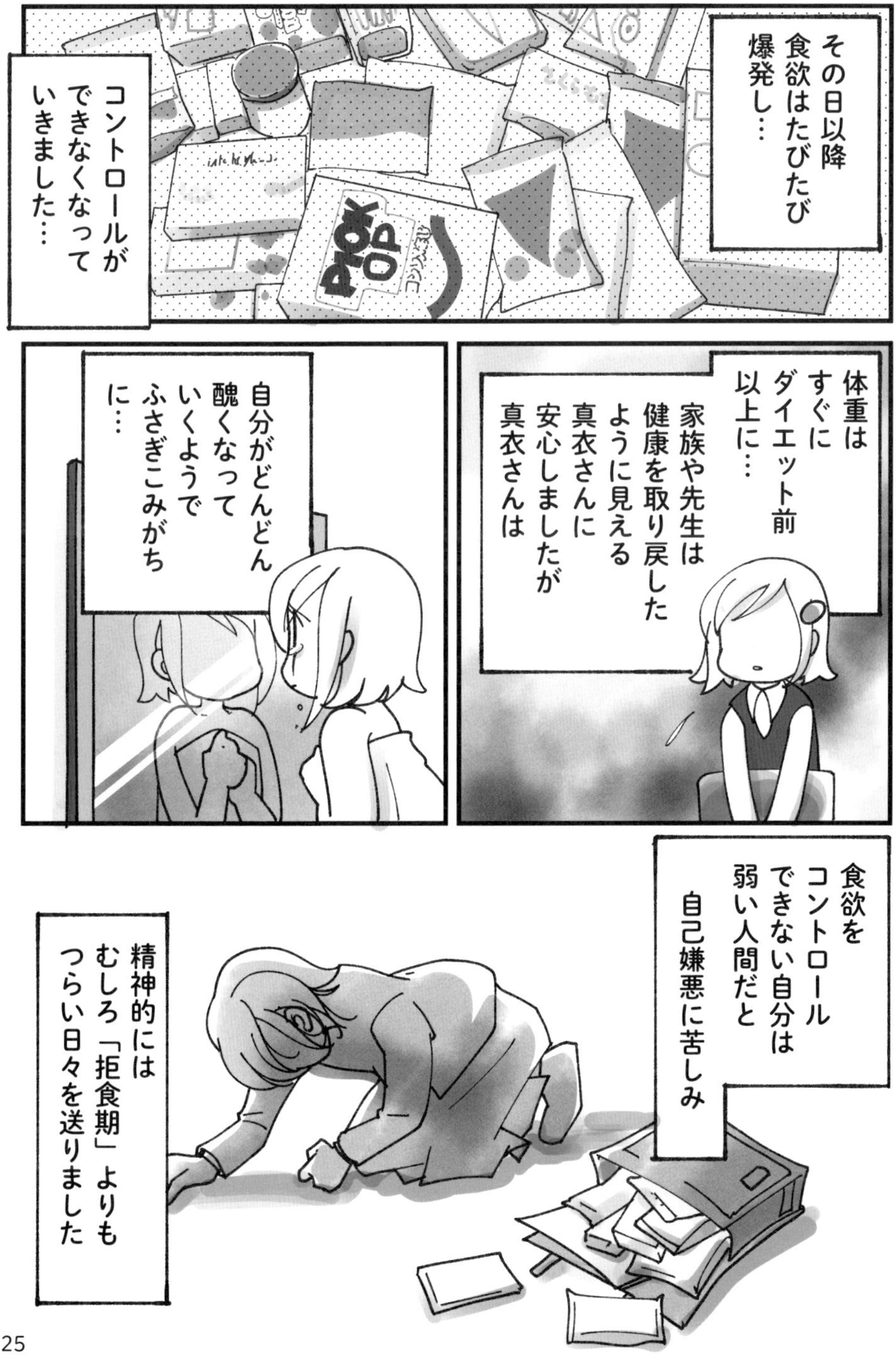
その日以降
食欲はたびたび
爆発し…
コントロールが
できなくなって
いきました…
体重は
すぐに
ダイエット前
以上に…
家族や先生は
健康を取り戻した
ように見える
真衣さんに
安心しましたが
真衣さんは
自分がどんどん
醜くなって
いくようで
ふさぎこみがち
に…
食欲を
コントロール
できない自分は
弱い人間だと
自己嫌悪に苦しみ
精神的には
むしろ「拒食期」よりも
つらい日々を送りました

摂食障害はどんな病気？

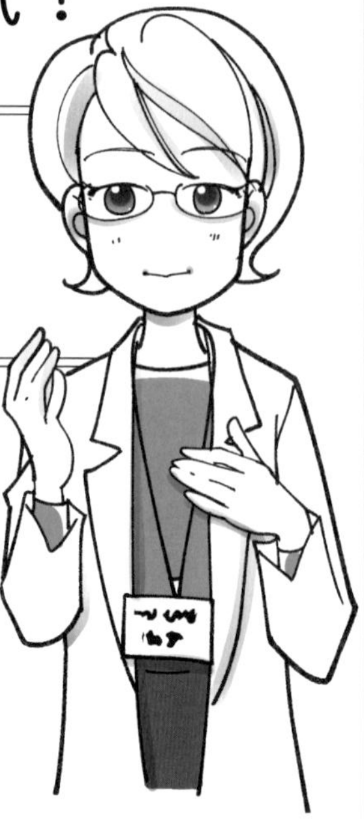

1

「ふつうに食べる」ことが難しくなる心の病気です。食べることは生きることの基本なので生活のすべてが困難になります。

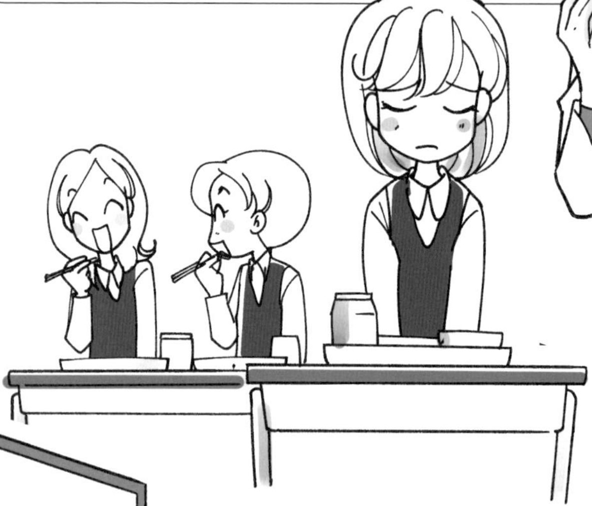

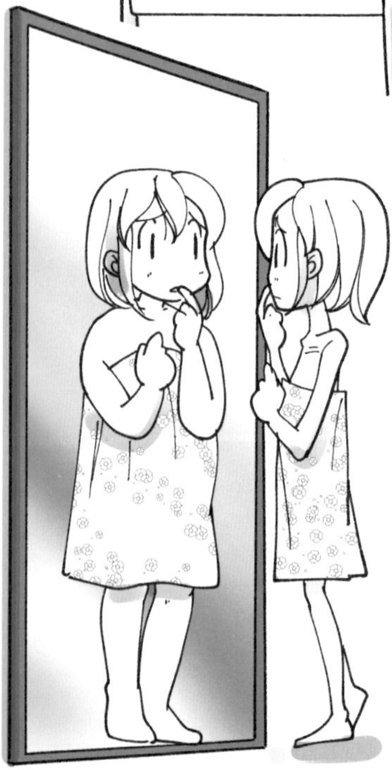

2

太っていないのに
「太っている」と思い込んだり、
少しでも食べると
「太ってしまう」と感じたり、
偏った考え方に
とらわれてしまいます。

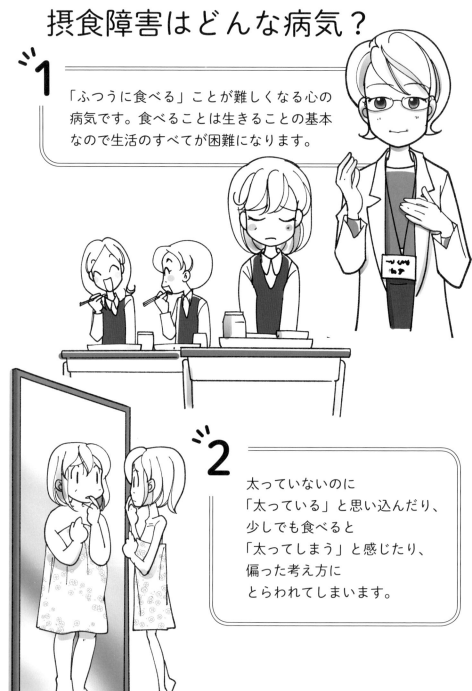

3 摂食障害は大きく分けて「拒食症」と「過食症」があります。

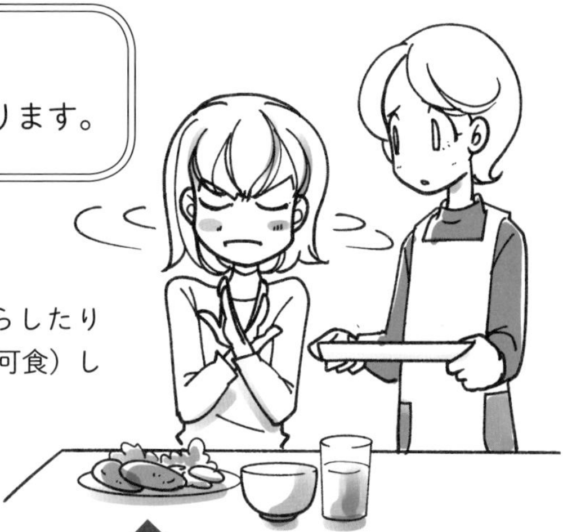

拒食症

食べることを極端に減らしたり自分が許せる食べ物（許可食）しか食べない

point 1.

摂食障害には「拒食」から「過食」に移行したり「拒食」と「過食」をくりかえしたりさまざまなパターンがあります。

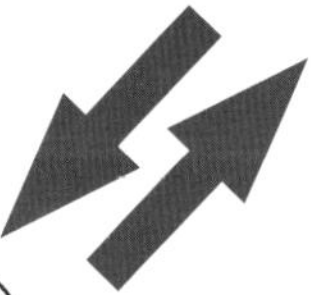

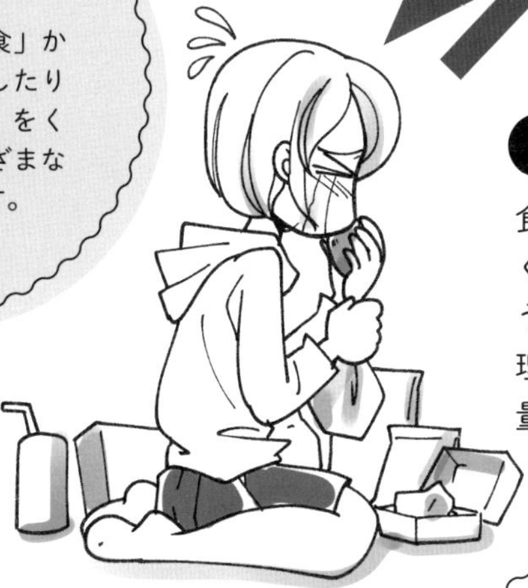

過食症

食欲をコントロールできなくなりたくさん食べてしまう。人によっては過食後無理やり吐いたり、下剤を大量に飲んだりする

point 2.

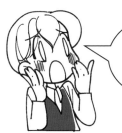

摂食障害は「やせている」病と思われがちですが、過食が止められず太ってしまう場合もあります。やせている、太っているだけでは判断できません。

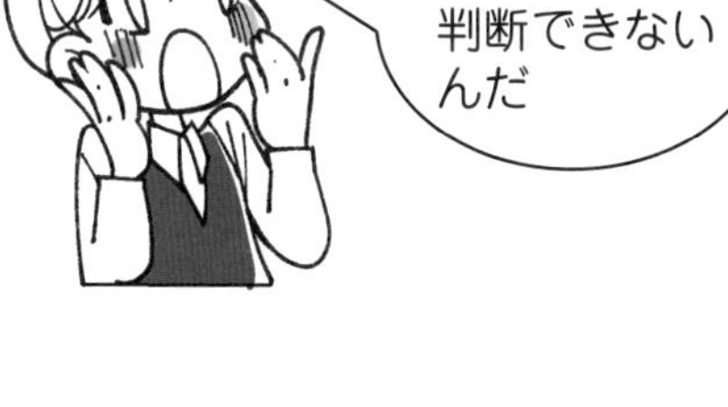

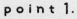

教えて！作田先生

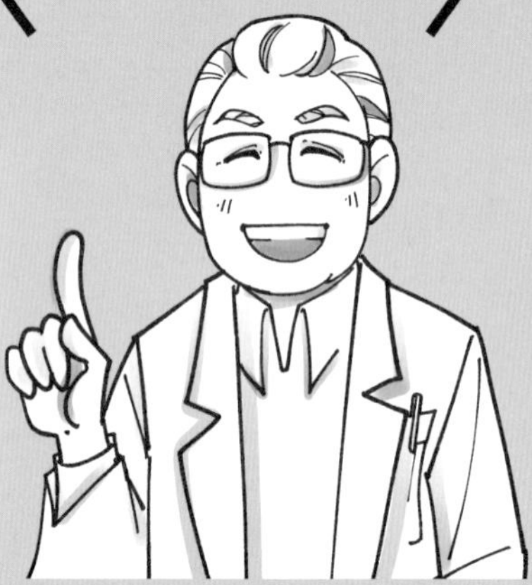

Q1 摂食障害って何ですか？

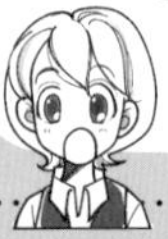

摂食障害には、大別して「拒食症（神経性やせ症）」と「過食症（神経性過食症）」があります。この2つに共通した特徴は「もっとやせたい＝やせ願望」と、食行動の問題（拒食あるいは過食の行動、食べ吐きなどの行為）があることです。

拒食症の人の多くは、異常にやせているのに自分は病気だと思っていません。実際にはだれよりもやせているのに、本人はだれよりも太っていると感じる状態（歪んだ認知）に陥っています。【ボディーイメージの歪み】と表現されますが、鏡で自分の体形（とくに足や顔）をみると、足がとても太く、顔も丸顔にふくらんでいるように見えてしまうのです。自分への評価を正しく行えないことで、「もっとやせなければ」と食事・体型・体重のコントロールを行おうとします。完璧主義の性格も関連しているのかもしれません。

食事量やカロリーを制限し、体重が減ってやせ体型を維持できるまで完璧に目標をこなすことで、ある種の達成感を得ます。それにもかかわらず、いつも自分に自信がなく、「これではまだ努力が足りない、評価されない」と焦っています。

過食症も、拒食症同様、強いやせ願望がありボディーイメージの歪みがあります。ただし、拒食症よりも自己評価が低くなる傾向があると言われています。やせるために食べないよう我慢することができずに過食してしまう自分は、意志の弱いダメな人、と自分を責めて落ち込んでしまうのです。そのため、過剰に食べたあとに、嘔吐したり下剤などを用いて排泄する行為に走ってしまうのです。

Q2 どのくらいやせたら摂食障害？

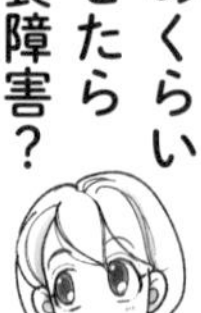

体重だけで摂食障害と診断することはできません。また、身体がやせているだけで拒食症と診断されるわけでありません。

国際的な拒食症の診断基準（DSM-5での扱い）は、

A 必要量に比べてカロリー摂取を制限する。年齢・性別・成長曲線・身体的健康状態に対して有意に低い体重である。子どもや青年の場合は、期待される最低体重を下回る。

B 体重増加や肥満になることに対する強い恐怖や、体重増加を妨げる行動がある。

C 自分の体重または体型の体験の仕方における障害、自己評価に対する体重や体型の不相応な影響、現在の低体重の深刻さに対する認識が持続的に欠如している。

　とされています（30歳以下や無月経は診断基準には入っていません）。

　過食症の人は、過食行為によって体重が正常あるいは標準体重より多いかもしれません。しかし体型だけでは過食症であることに気がつくことは困難です。

　国際的な過食症の診断基準（DSM-5）は、

A 反復する過食エピソード。

B 体重増加を防ぐための不適切な代償行動（自己誘発性嘔吐、緩下剤・利尿剤などの使用、過剰な運動など）。

C AとBがともに3カ月少なくとも週1回ある。

D 自己評価が体型・体重の影響を過度に受けている。

E 神経性やせ症の期間にのみ生じるものではない。

　とされています。

　やせの基準ですが、15歳以上はBMI（ボディマス指数）で計算します。BMIは、体重（kg）／身長（m）の二乗で表します。

　たとえば、身長160cm（1・6m）、体重50kgの場合、BMIは、19・5kg／㎡となります（BMI=50／1.6^2≒19.531≒19.5）。成人ではBMIが15kg／㎡未満になると最重度のやせと診断されます。

　子どもは、BMIで計算すると実際より低い値がでてしまうので、標準体重と比較するかBMI-SDS*で計算します。子どもではBMI-SDSが16・5（標準体重比55％）未満になると最重度のやせと診断されます。

＊BMI-SDS：小児ではBMIの平均や分布が性別や年齢により異なることから、日本人小児性別年齢別BMIの基準値との差をSD（標準偏差）スコアという数字で表したもの。

Chapter ❷

摂食障害になるきっかけはなに？

case 1. 「顔丸いね」のひと言で摂食障害に

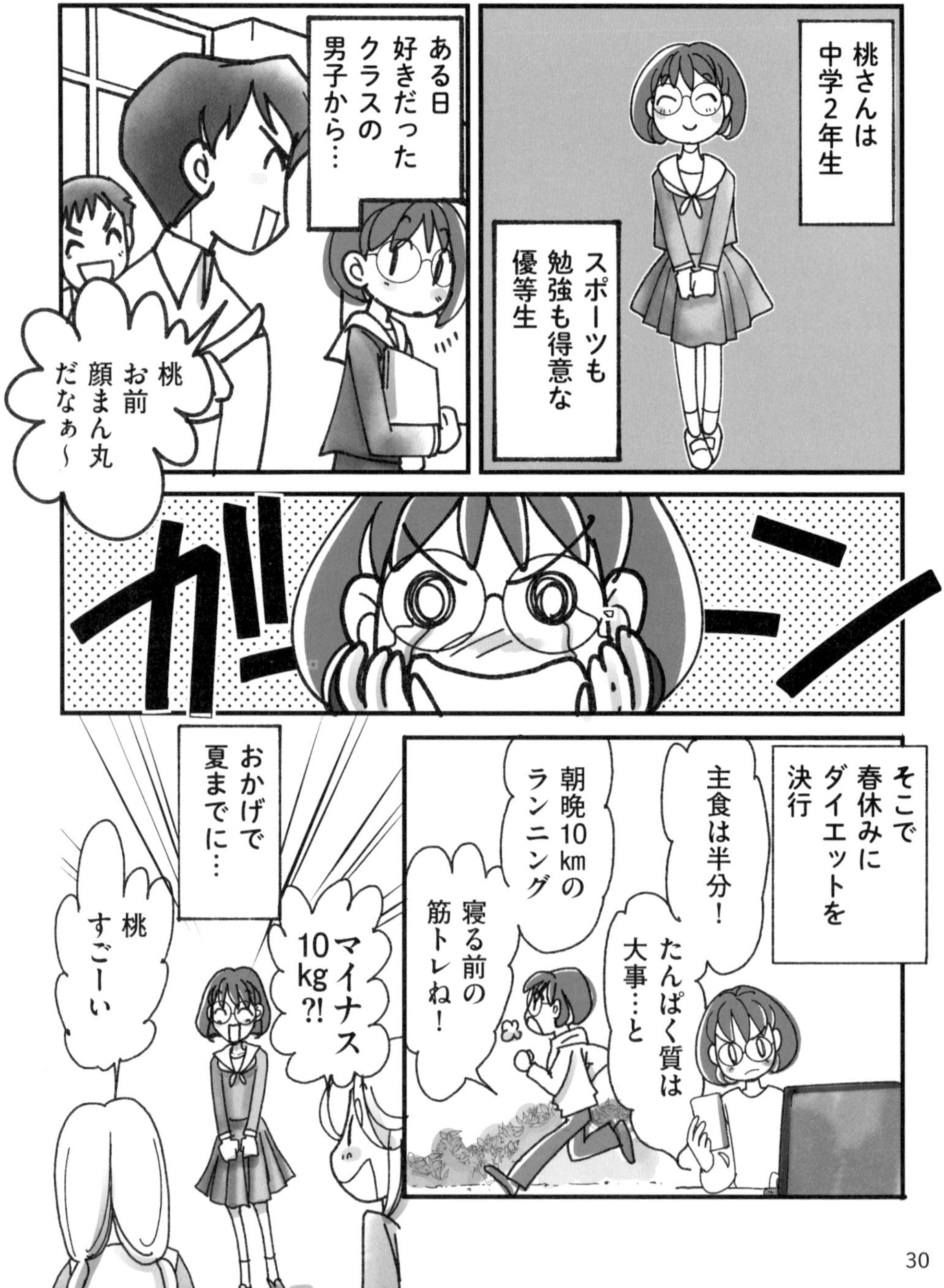

桃さんは中学2年生
スポーツも勉強も得意な優等生
ある日好きだったクラスの男子から…
桃お前顔まん丸だなぁ～
ガーーン
そこで春休みにダイエットを決行
主食は半分！
たんぱく質は大事…と
朝晩10㎞のランニング
寝る前の筋トレね！
おかげで夏までに…
マイナス10kg?!
桃すごーい

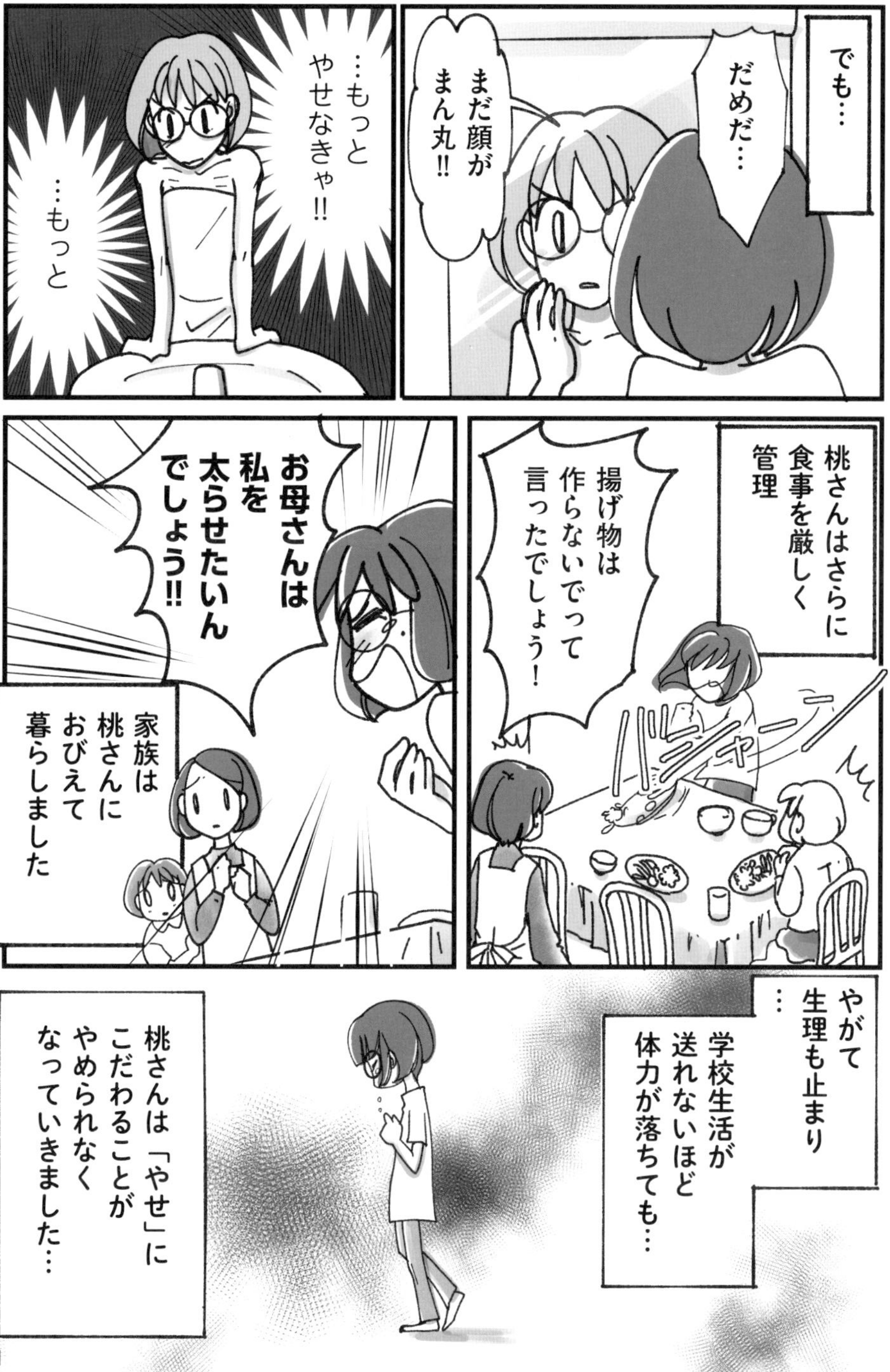
でも…
だめだ…
まだ顔がまん丸!!
…もっとやせなきゃ!!
…もっと
桃さんはさらに食事を厳しく管理
揚げ物は作らないでって言ったでしょう!
お母さんは私を太らせたいんでしょう!!
家族は桃さんにおびえて暮らしました
やがて生理も止まり…
学校生活が送れないほど体力が落ちても…
桃さんは「やせ」にこだわることがやめられなくなっていきました…

case2. 給食のルールで摂食障害に

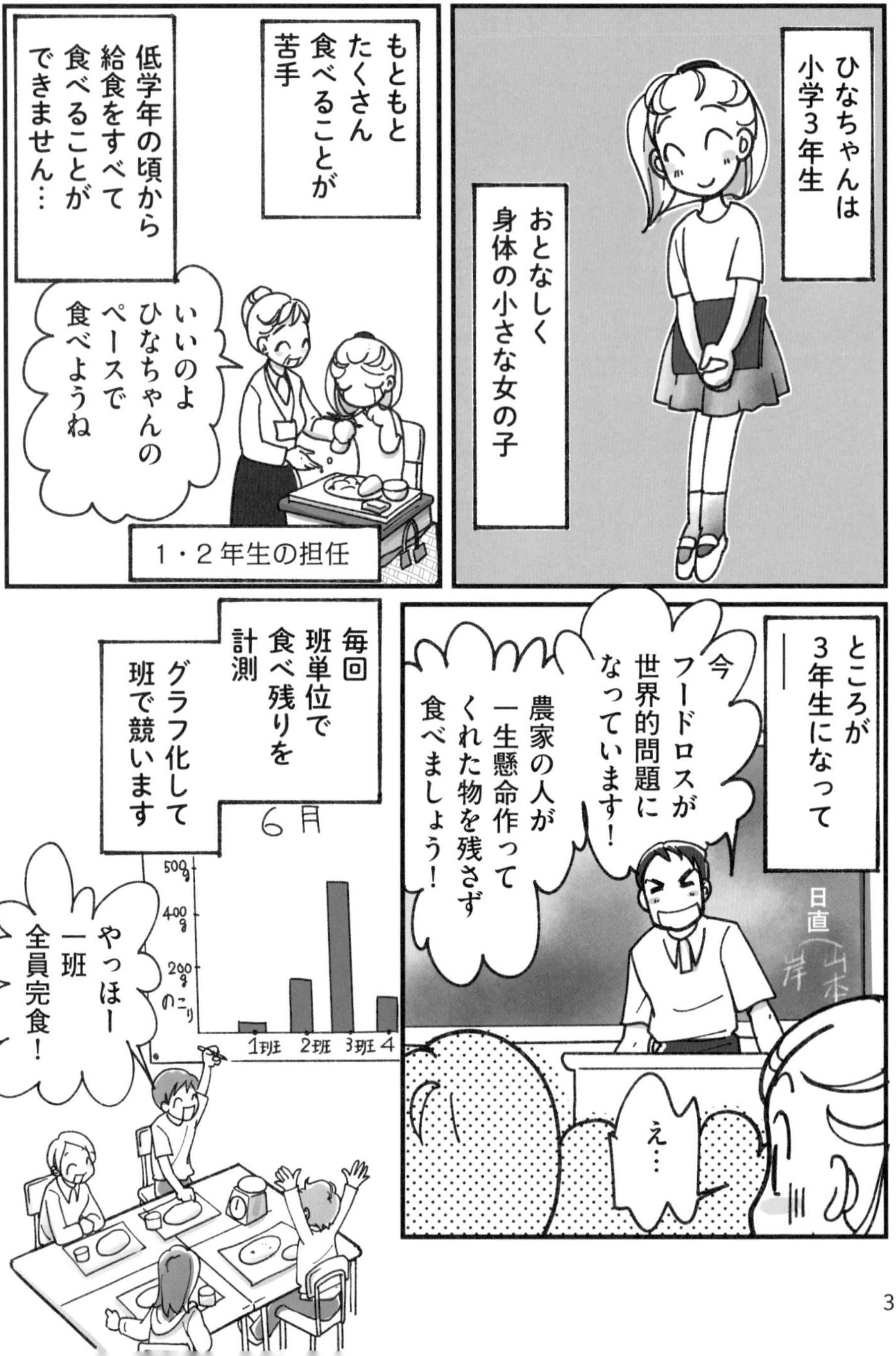
ひなちゃんは小学3年生
おとなしく身体の小さな女の子
もともとたくさん食べることが苦手
低学年の頃から給食をすべて食べることができません…
いいのよ ひなちゃんのペースで食べようね
1・2年生の担任
ところが3年生になって
今フードロスが世界的問題になっています！
農家の人が一生懸命作ってくれた物を残さず食べましょう！
日直
え…
毎回班単位で食べ残りを計測
グラフ化して班で競います
6月
500g
400g
200g
のこり
1班 2班 3班 4
やっほー 一班全員完食！

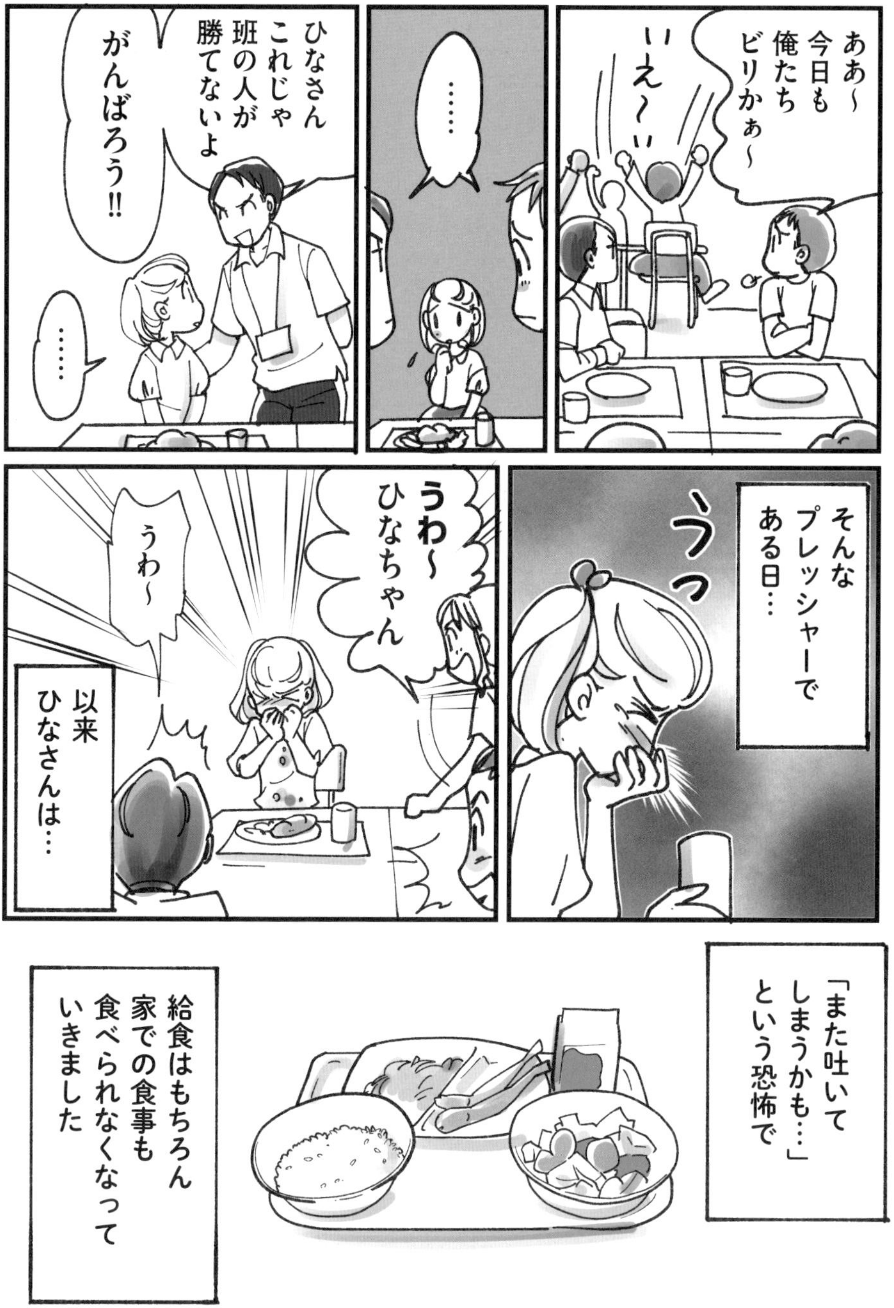
ああ〜 今日も 俺たち ビリかぁ〜
いえ〜い
……
ひなさん これじゃ 班の人が 勝てないよ
がんばろう!!
……
そんな プレッシャーで ある日…
うっ
うわ〜 ひなちゃん
うわ〜
以来 ひなさんは…
「また吐いて しまうかも…」 という恐怖で
給食はもちろん 家での食事も 食べられなくなって いきました

摂食障害になるきっかけはなに？

1 きっかけ

ダイエットで発症することが多くあります。
いじめや受験などのストレスがきっかけになるケースや、原因不明な場合もあります。

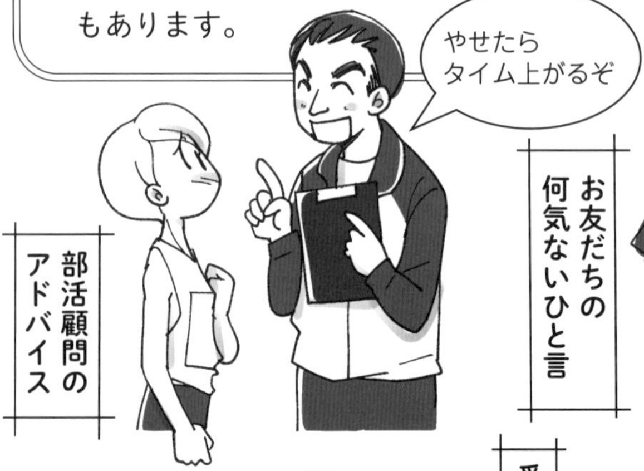
部活顧問のアドバイス
やせたら
タイム上がるぞ

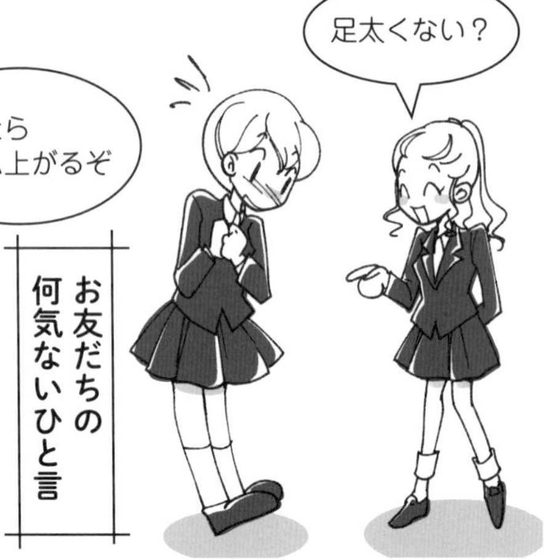
お友だちの何気ないひと言
足太くない？

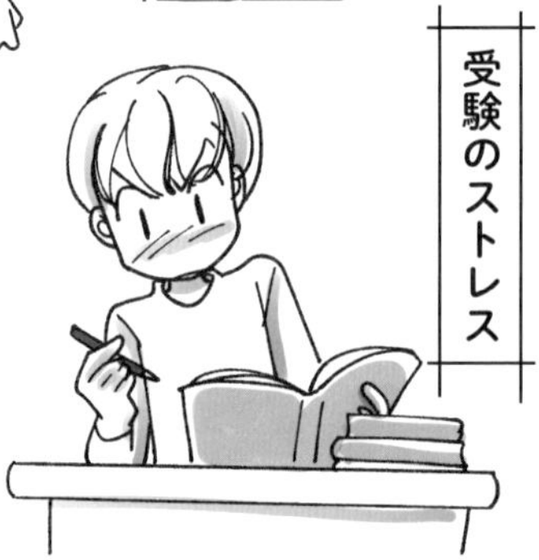
受験のストレス

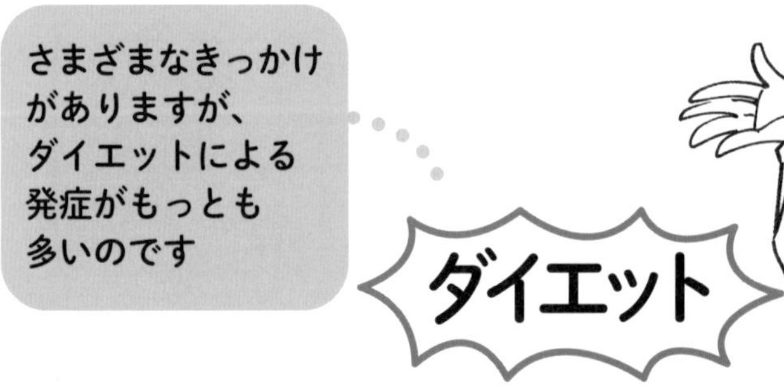
さまざまなきっかけがありますが、ダイエットによる発症がもっとも多いのです
ダイエット

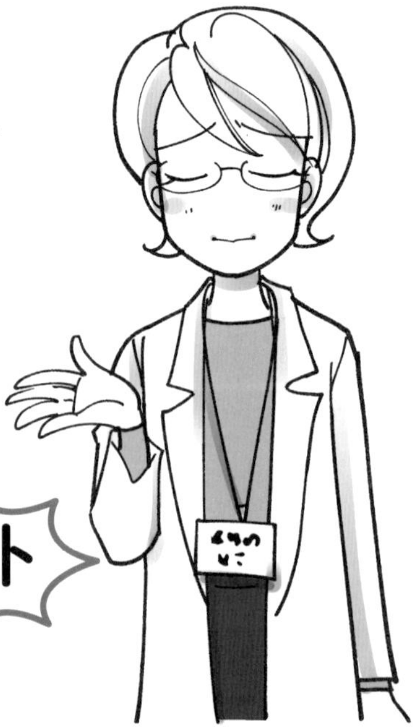

2 発症の時期

多くは思春期以降に発症します。最近は小学校低学年も増えています。

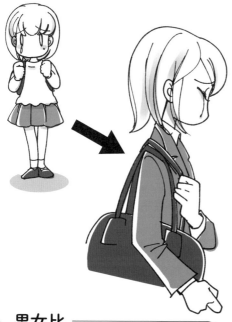

point 1.

摂食障害は回復に時間がかかります。幼い頃発症し、そのまま大人になるケースも多くあります。

3 男女比

女の子 90%、男の子 10%で圧倒的に女子が多い病気です。

point 2.

患者数は 1980 年から 10 倍に増加しています。
とくに男の子の増加傾向が著しく、「過食症」の男女差は小さくなってきています。

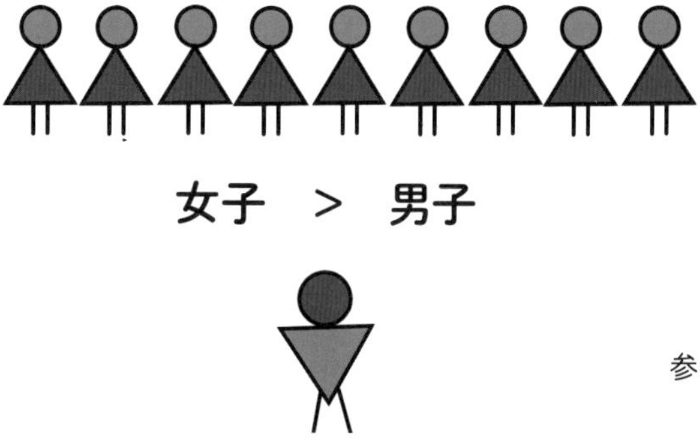

参考：日本小児心身医学会ホームページ

教えて！作田先生

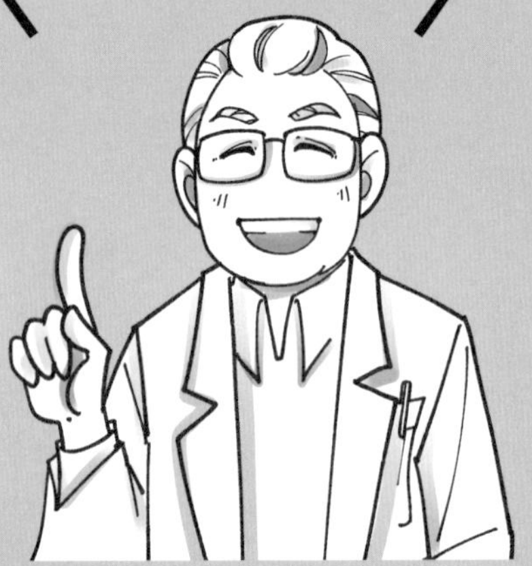

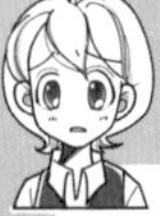

Q1 ダイエットしたらみんな摂食障害になっちゃうの？

ダイエットをしたことがない女の子の方が少ないかもしれません。やせていることは、魅力・成功・自己コントロール・自由というイメージが宣伝され、逆に肥満は、不成功・過食・怠慢・不人気・魅力のなさ、といったステレオタイプの社会風潮があります。

このようなやせ体型を礼賛する社会心理的な圧力によって、やせ願望の是認が当たり前の社会になってしまいました。もともと、やせ願望は男性よりも女性の方が有意に強いと考えられ、女性に摂食障害が多い理由として考えられています。しかし、近年は男性の摂食障害も増加傾向にあり、過食症では男女差は縮まりつつあります。

では、ダイエットしている人が多いにもかかわらず、ほとんどの人（87～99％）が摂食障害に陥らないのはなぜでしょう？

やせ願望と関連する心理的要因として、自尊感情があります。字の通り自分を尊く思う気持ちですが、自分の身体に満足していない人は、自尊感情が低い傾向があり、自己像を補償するためにダイエットに走ると考えられています。ダイエットをする際も、自分自身をしっかりみつめ、自分自身を褒めてあげることが大切です。一方、摂食障害と病前性格との関係では、強迫性パーソナリティー障害との関連、完全主義などとの関連が指摘されています。

Q2 摂食障害の人はどのくらいの割合でいるの？

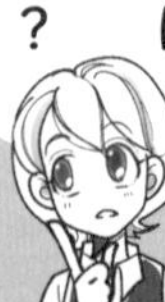

摂食障害は、全世界に患者がいます。文化的背景が異なっていても、思春期前後の子どもが発症し、患者数は増えています。

欧米のデータでは、若年女性における拒食症の12カ月有病率（過去12カ月間に診断基準を満たした人の割合）は約0・4％です。男女比は1：10で明らかに女性に多い病気です。

一方、過食症の12カ月有病率は、1・0～1・5％と拒食症より頻度が多く、成人期にピークに達します。

1982年から2002年の拒食症・過食症の日本の調査での有病率の推移をみると、拒食症は0・11％から0・43％、過食症は2・32％、全摂食障害は1・18％から12・7％、とすべての病型で著明に増加していました。[*]さらに、2013年度の調査では15歳女性の拒食症の頻度は1・5％で、確実に増加しています。日本人の15歳未満の摂食障害の有病率に関しては明確なデータがないのが現状です。

Q3 太っていても摂食障害ということがあるの？

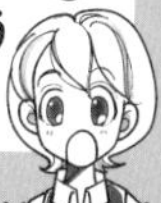

過食症は、大量の食べ物を、詰め込むように一気に食べるのが特徴です。食べすぎて体重が増加し肥満体型となる場合もあります。たとえ肥満体型の人でも、食事量を減らし、標準体重以下ではないが、1カ月1kgのペースで2カ月以上も減量を続ける場合は、拒食症を疑う必要があります。

Q4 やせ願望のない摂食障害ってあるの？

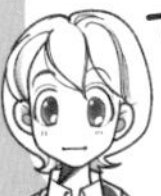

子どもの摂食障害には、「ボディーイメージの歪み」によるやせ願望や肥満恐怖がなくても、軽度の不安・抑うつから2次的に体重減少をきたすもの、腹痛や嘔吐などへの恐怖から食べ物を拒否するものなど、さまざまなバリエーションがあります。このような摂食障害の背景にはやせ願望があるわけではありません。何かの原因で食べることを避けたりするという問題が生ずるので、「回避・制限性食物摂取症（ARFID）」と診断されます。

主に3つのタイプがあります。

①**食物回避性情緒障害**…不安、抑うつ、強迫などの精神的問題が背景にある。

②**選択的摂食**…少なくとも2年間にわたる偏食があり、新規の食物を摂ろうとしない。自閉スペクトラム症など発達障害が併存するケースが多い。

③**機能的嚥下障害**…嚥下、窒息、嘔吐への恐怖体験をきっかけに回避としての拒食がはじまる。

子どもは大人に比べてストレス耐性が脆弱という特徴があります。給食が原因で不登校になることも稀ではありません。家族内のストレス（親子間・兄弟間の葛藤、両親の離婚、家庭内暴力、虐待など）、

Q&A

教えて！作田先生

学校ストレス（友人間のトラブル、いじめ、受験、部活など）、給食の強制（食べさせられたことで嘔吐した体験）、身体症状（感染症に伴う嘔吐・窒息などの体験）といったことで食べることに強い不安を感じ、これらが摂食障害を引き起こす原因になります。

食物摂取に対する恐怖感・不安感が一種のこだわりになって、ある程度は食べられても体重を維持・増加させるまでに至らず、摂食障害が長期化することもあります。

Q5 摂食障害の最近の傾向ってあるの？

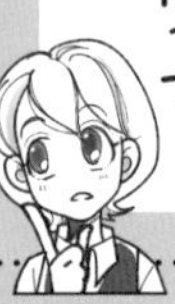

思春期に発症する摂食障害の多くは「神経性やせ症（AN）」で、その90％以上が食物摂取を制限する「神経性やせ症摂食制限型 restricting type：AN-R」です。

最近の傾向の一つとして、驚くべきことに小学3～4年頃からこの発症が見られることです。摂食障害は思春期以降、極端なダイエットをきっかけに発症するとされていたのですが、すでに小学校の時期に身体の認知に何らかの問題（ボディーイメージの歪み）があり、やせ願望に基づく拒食が現れているのです。

もう一つの傾向は、「明らかなやせ願望を呈さない摂食障害」が多く現れるようになったことです。これは「回避・制限性食物摂取症(avoidant restrictive food intake disorder：ARFID)」と診断され、どの年齢でも認められますが、とくに小児期に多いのが特徴です。

長期的に過食が続き、体重が正常化してもなお、過食の症状や反復した代償行為（自己誘発性嘔吐、下剤や利尿剤などの利用）が継続する場合、「神経性過食症(bulimia nervoasa：BN)」と診断されます。また、排泄行為がなく、低体重が現れない「過食性障害(binge-Eating disorder：BED)」も中学生以降で見られることがあります。最近の特徴として、過食症状がある子どもたちが増えていることがいえます。

*出典：Nakai Y, et al. Psychiatry Res 219：151-156, 2014.

摂食障害の私からあなたへ…

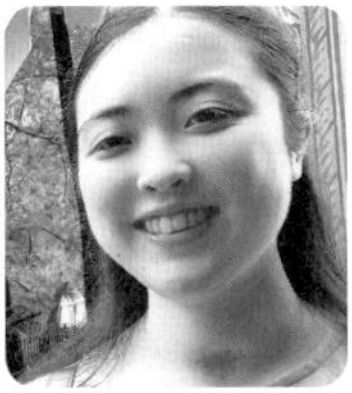

篠原なつき さん

もしもあなたが、毎日毎日、食べ物のことや体重のことを考えてばかりだったら……。食べられなかったり、食べすぎたり、もうずっとこのままなんじゃないかって不安に思ったり、絶望することもあるかな？　周りの人はなんでわかってくれないのって思うこともあるかな？　でもね、きっと大丈夫。

食べ方のこと、食べ物のこと、体重のことで苦しくなったり、困ったりするのはあなたのせいじゃないから。それは病気のせいだから。あきらめなければきっとよくなるよ。

私は中学 2 年生の時に摂食障害になって、今は 24 歳。もう 10 年経ったけど、私もまだ食べすぎちゃったり、太るのが怖くて吐いちゃったり、食べられなかったりすることもある。でもそうじゃない食べ方をすることができる時もあるよ。友だちと一緒に食べたい物を食べることもあるし、おいしいって思いながら食べられることもある。

「食べる」って栄養を取るためだけの行為じゃないんだなって感じる。「おいしいね」って人と食べることに喜びを感じられることがあったり、何も食べられなくても、すごく食べ過ぎてもその場にいていいんだって感じさせてくれる相手がいるってことを知ったり、私たちが食べるまでにかかわってくれた人のことを想ってみたり……。

そういうことを考えた時にほんの少しだけ温かい気持ちになる。私がそう思うようになったのは周りに人がいてくれたからだと思うの。一人になればなるほど食べ物や体重に左右される生活を送っていたと思う。

だからこれを読んでいるあなたにも人とのつながりを大事にしてほしいな。こうして私の文章を読んでくれている今、私はあなたと少しでもつながってる気がしてうれしいよ。

私は正直に言ったら今でもやせたいって思ってる。

でも本当は外見より中身の美しさの方が何百倍も何千倍も輝いてみえるし、中身の美しさの方がどこでも通用するんだろうなって気づいている。私の周りにいる人が輝いているのは中身が美しいからと知ったから。

一人じゃないってことを忘れないで、離れていても、顔を見たことがなくても、話したことがなくても、あなたと一緒に生きていけたらいいな。

Chapter 3

摂食障害になったらどうなってしまうの？

case1.　食べることに振り回される

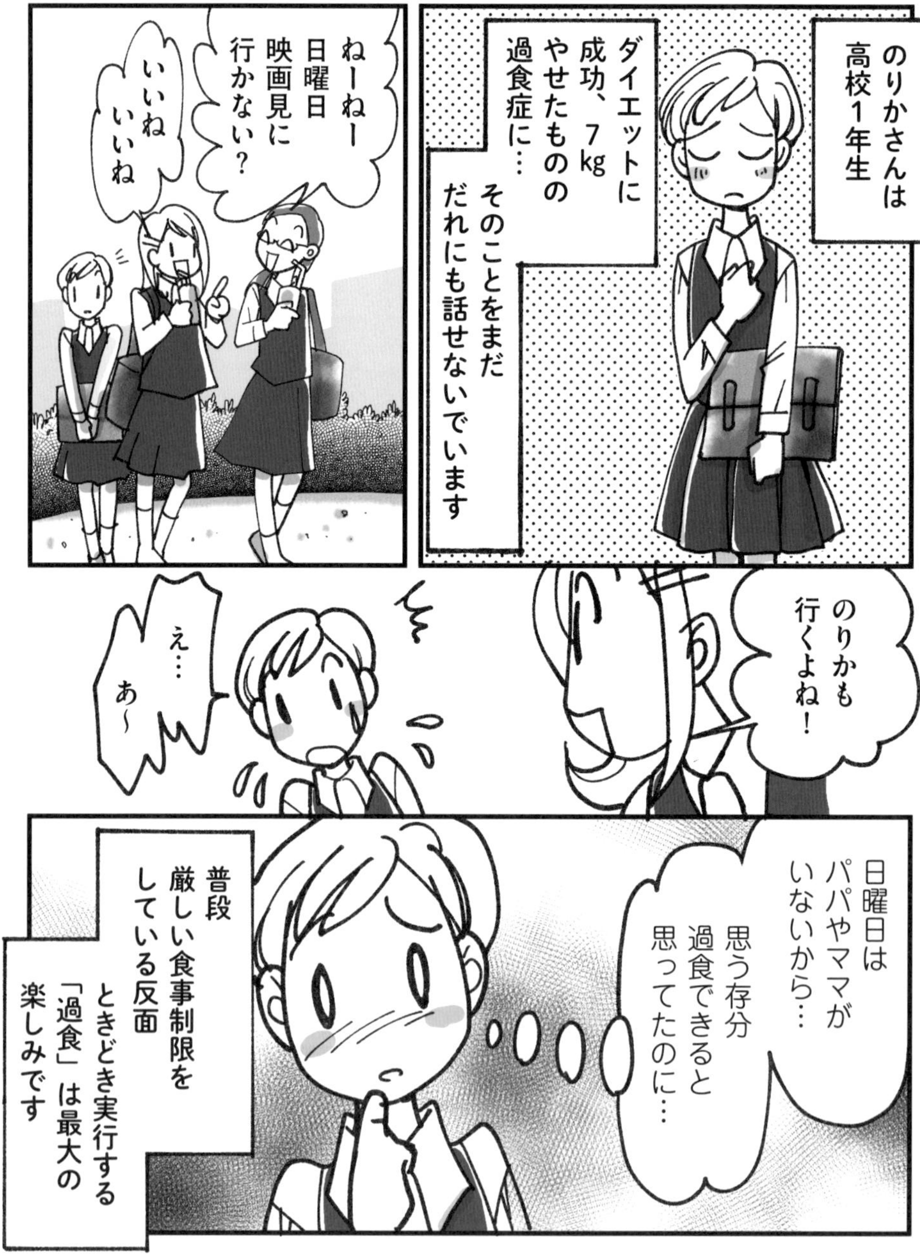

のりかさんは高校1年生
ダイエットに成功、7kgやせたものの過食症に…
そのことをまだだれにも話せないでいます
ねーねー日曜日映画見に行かない？
いいねいいね
のりかも行くよね！
え…あ〜
日曜日はパパやママがいないから…
思う存分過食できると思ってたのに…
普段厳しい食事制限をしている反面ときどき実行する「過食」は最大の楽しみです

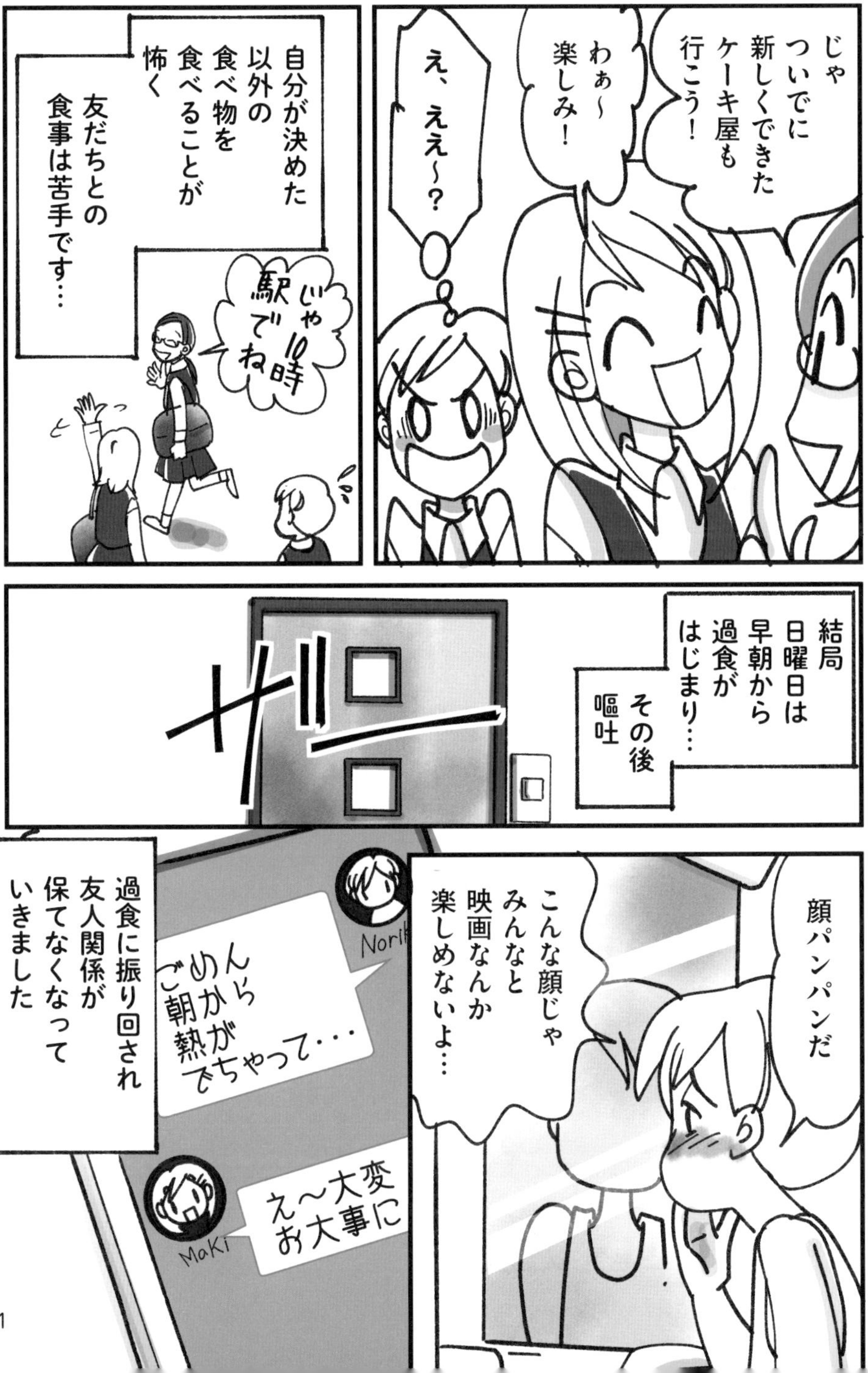
じゃ ついでに 新しくできた ケーキ屋も 行こう！
わぁ～ 楽しみ！
え、ええ～？
自分が決めた 以外の 食べ物を 食べることが 怖く
友だちとの 食事は苦手です…
じゃ 10時 駅でね
結局 日曜日は 早朝から 過食が はじまり…
その後 嘔吐
ザー
顔パンパンだ
こんな顔じゃ みんなと 映画なんか 楽しめないよ…
過食に振り回され 友人関係が 保てなくなって いきました
ごめん 朝から 熱が でちゃって…
え～大変 お大事に
MaKi

case2. 家族に食べることを強要し監視する

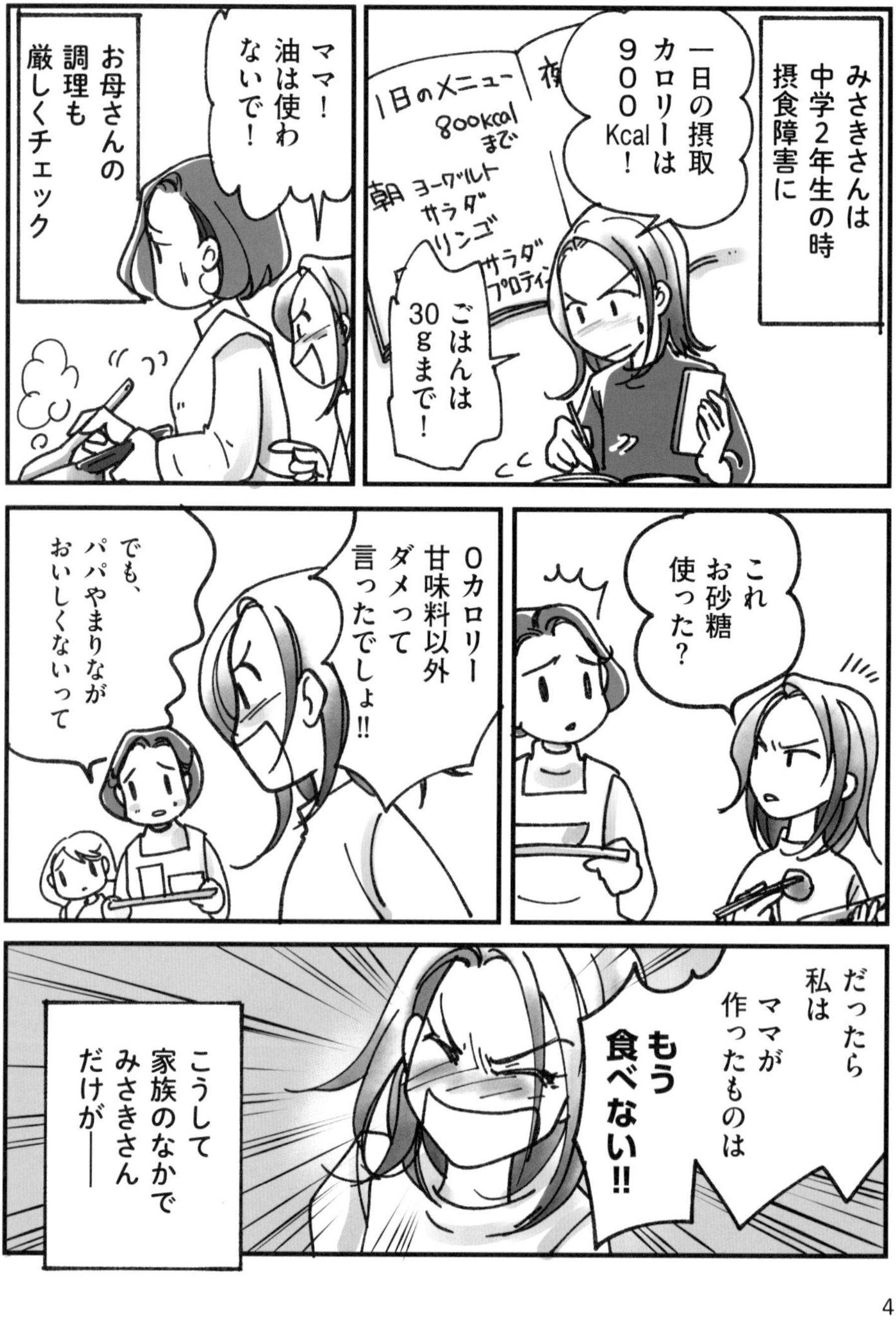
みさきさんは中学2年生の時摂食障害に
一日の摂取カロリーは900Kcal!
1日のメニュー
800kcalまで
朝 ヨーグルト サラダ リンゴ
サラダ プロテイン
ごはんは30gまで!
ママ!油は使わないで!
お母さんの調理も厳しくチェック
これお砂糖使った?
0カロリー甘味料以外ダメって言ったでしょ!!
でも、パパやまりながおいしくないって
だったら私はママが作ったものは
もう食べない!!
こうして家族のなかでみさきさんだけが——

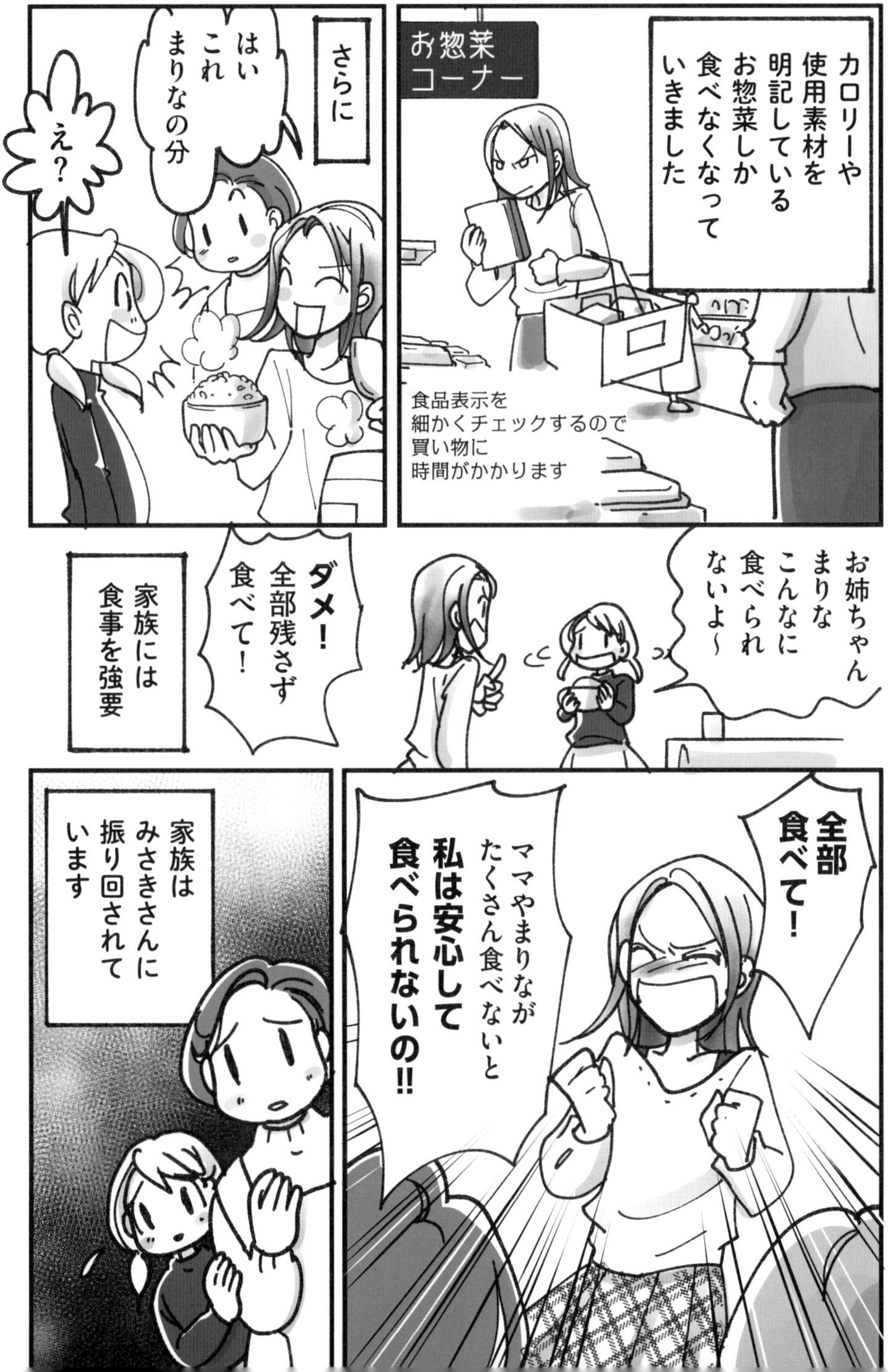
カロリーや使用素材を明記しているお惣菜しか食べなくなっていきました
お惣菜コーナー
食品表示を細かくチェックするので買い物に時間がかかります
さらに
はい これ まりなの分
え？
お姉ちゃん まりな こんなに食べられないよ～
ダメ！ 全部残さず食べて！
家族には食事を強要
全部食べて！
ママやまりながたくさん食べないと私は安心して食べられないの!!
家族はみさきさんに振り回されています

その1 摂食障害になったらどうなってしまうの？

1 日常生活への影響

食べることに振り回され、
普通の生活が困難になります。

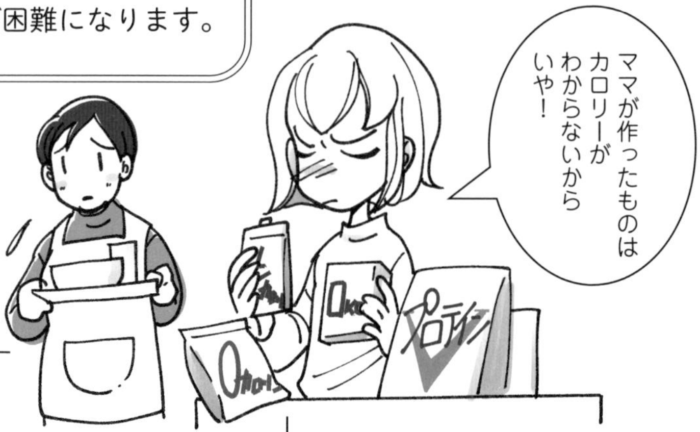
ママが作ったものは
カロリーが
わからないから
いや！

自分が決めた
カロリーを厳守。
決めた食べ物（許可食）しか食べられない。

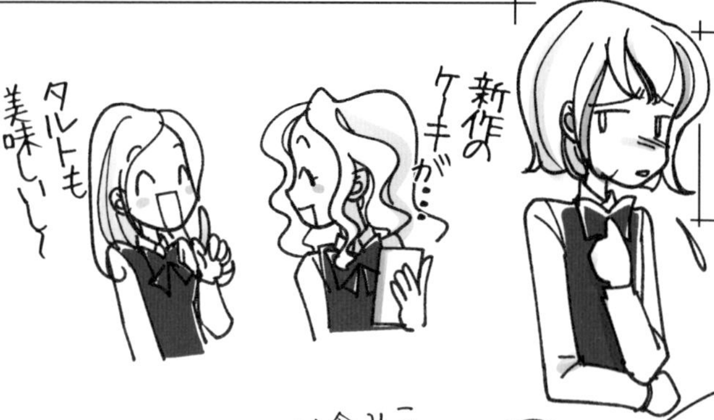
新作のケーキが…
タルトも美味しいし〜

給食や友人と
食事が楽しめず、
人間関係が難しくなる。

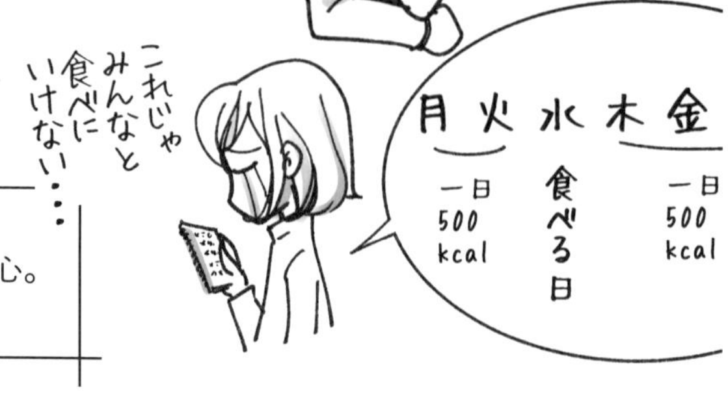
これじゃみんなと食べにいけない…
月 火 水 木 金
一日 500 kcal
食べる日
一日 500 kcal

「過食」にとらわれ、
すべての予定が過食を中心。
ほかの予定がたたない。

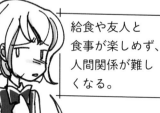

2

摂食障害は若い時に発症することが多く、また治るまで時間がかかるので、大切な時期の多くの時間が失われてしまいます。

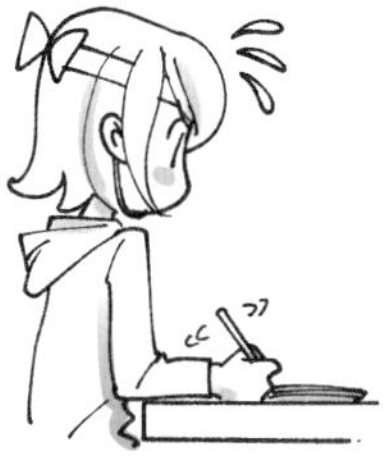

勉強

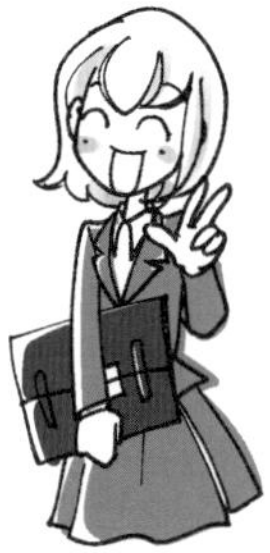

学校生活

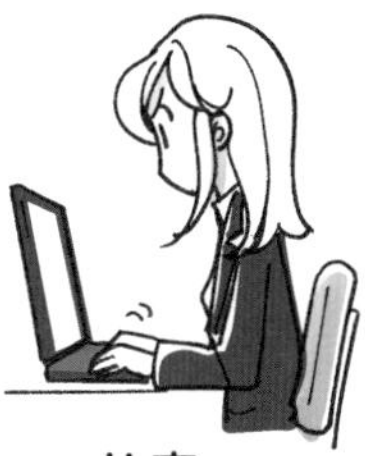

仕事

point 1.

摂食障害は、本人がなかなか人に言えない、または「病気」と気がつかないこともあるため長期化し、重症しやすい。

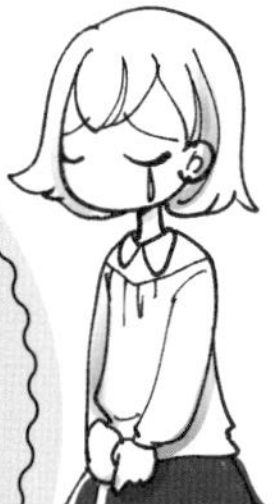

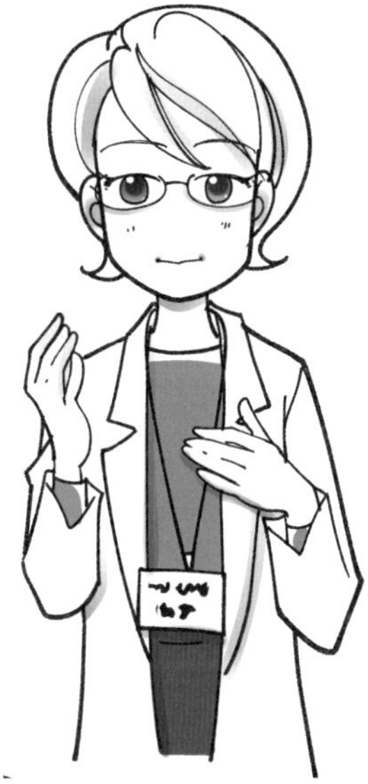

予防と早期発見、
そしてだれかに助けを求めることが
一番大事です！

Chapter 4

摂食障害になったら体にどんな影響があるの？

case 1.　体への影響

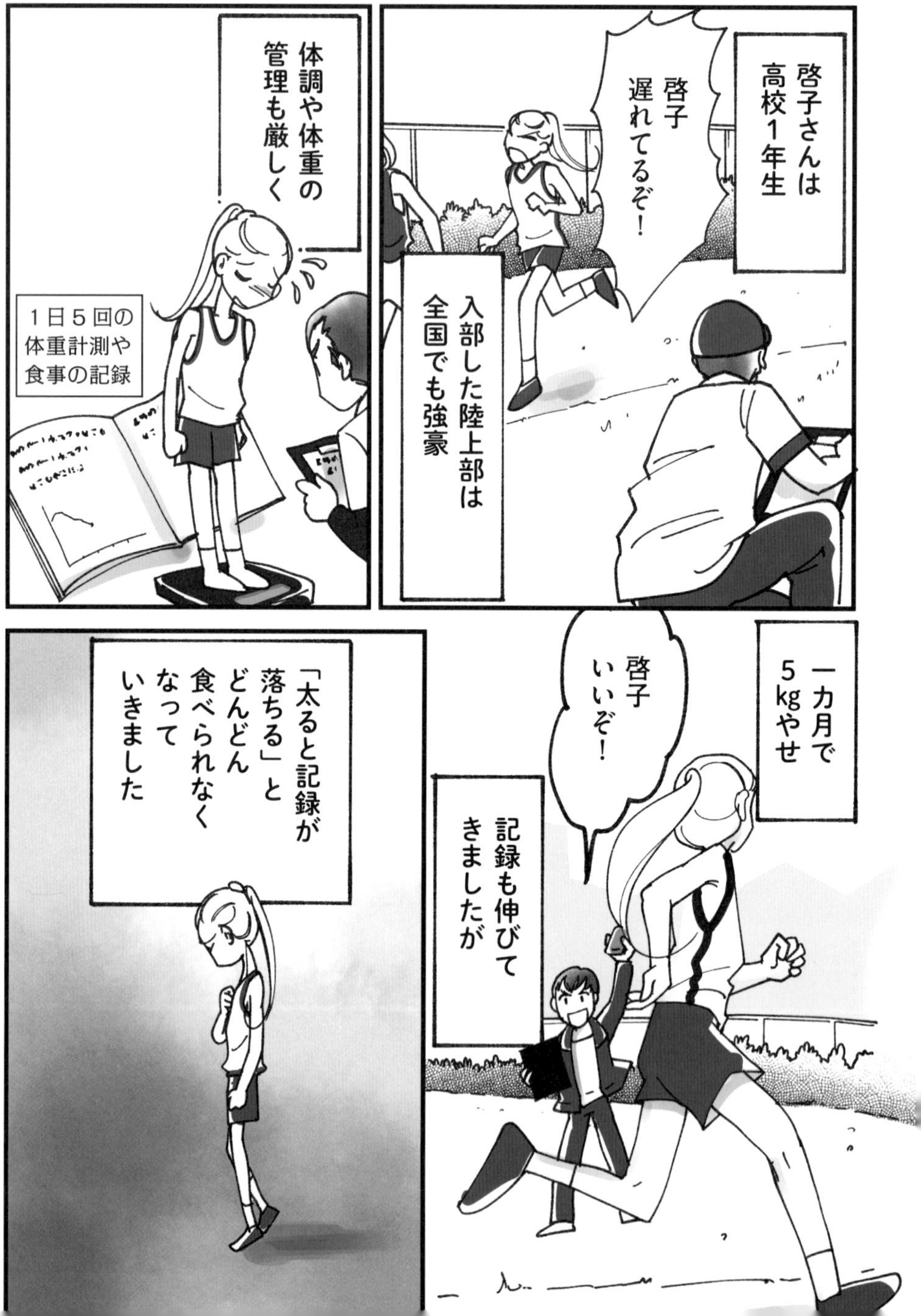

啓子さんは高校1年生
啓子 遅れてるぞ！
入部した陸上部は全国でも強豪
体調や体重の管理も厳しく
1日5回の体重計測や食事の記録
一カ月で5kgやせ
啓子 いいぞ！
記録も伸びてきましたが
「太ると記録が落ちる」とどんどん食べられなくなっていきました

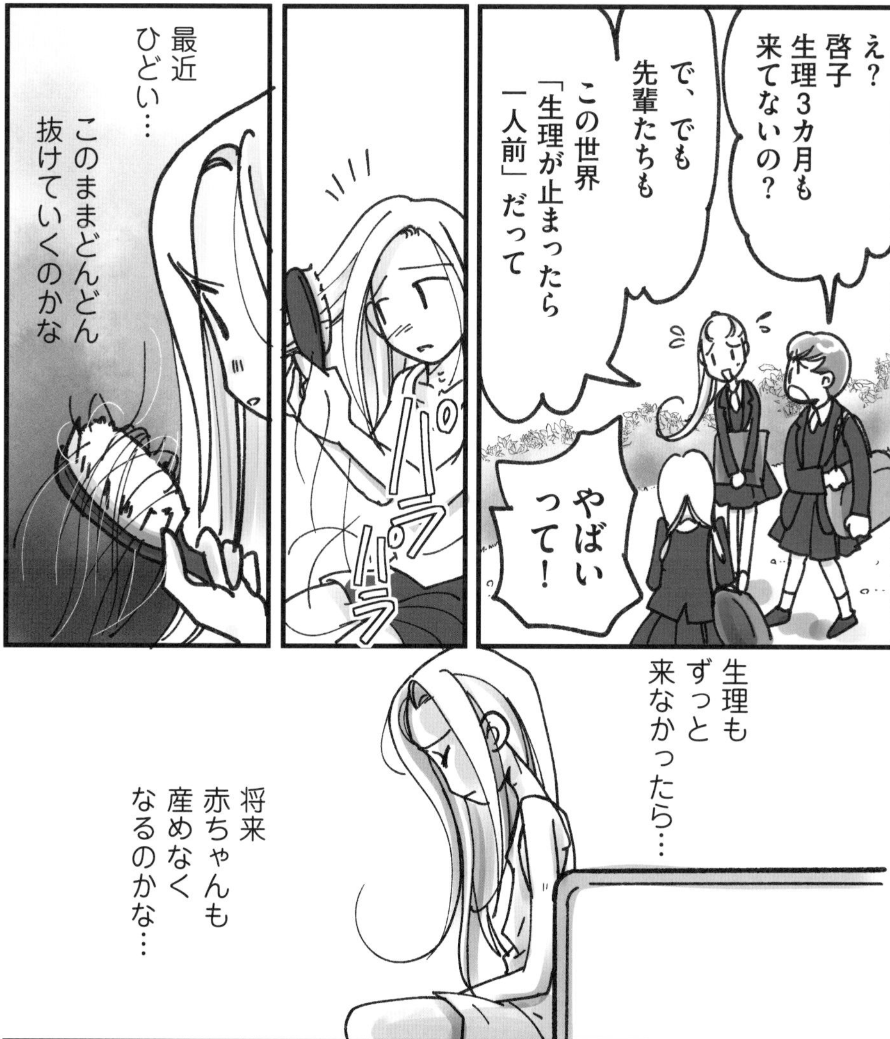
え？啓子 生理3カ月も来てないの？
で、でも先輩たちも
この世界「生理が止まったら一人前」だって
やばいって！
パラ
パラ
最近ひどい…
このままどんどん抜けていくのかな
生理もずっと来なかったら…
将来赤ちゃんも産めなくなるのかな…
啓子さんは部活を休み
休部届
健康を取り戻すことに努めました

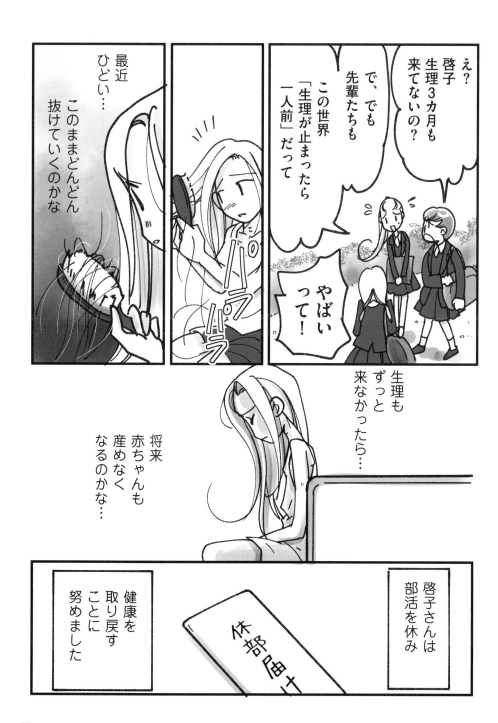

摂食障害になったら体にどんな影響があるの？

case2. 摂食障害で歯が溶ける？

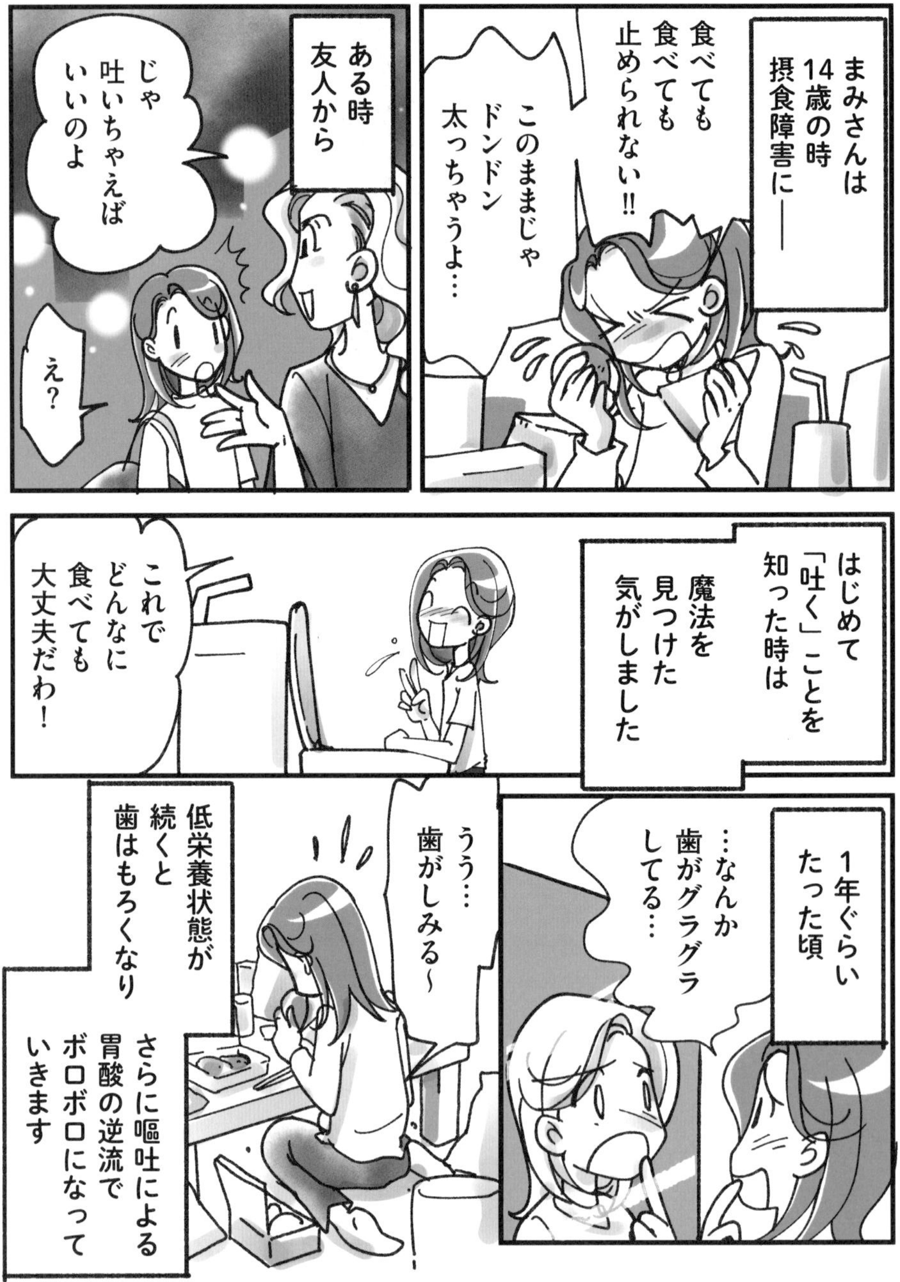
まみさんは14歳の時摂食障害に——
食べても食べても止められない!!
このままじゃドンドン太っちゃうよ…
ある時友人から
じゃ吐いちゃえばいいのよ
え？
はじめて「吐く」ことを知った時は魔法を見つけた気がしました
これでどんなに食べても大丈夫だわ！
1年ぐらいたった頃
…なんか歯がグラグラしてる…
うう…歯がしみる～
低栄養状態が続くと歯はもろくなり
さらに嘔吐による胃酸の逆流でボロボロになっていきます

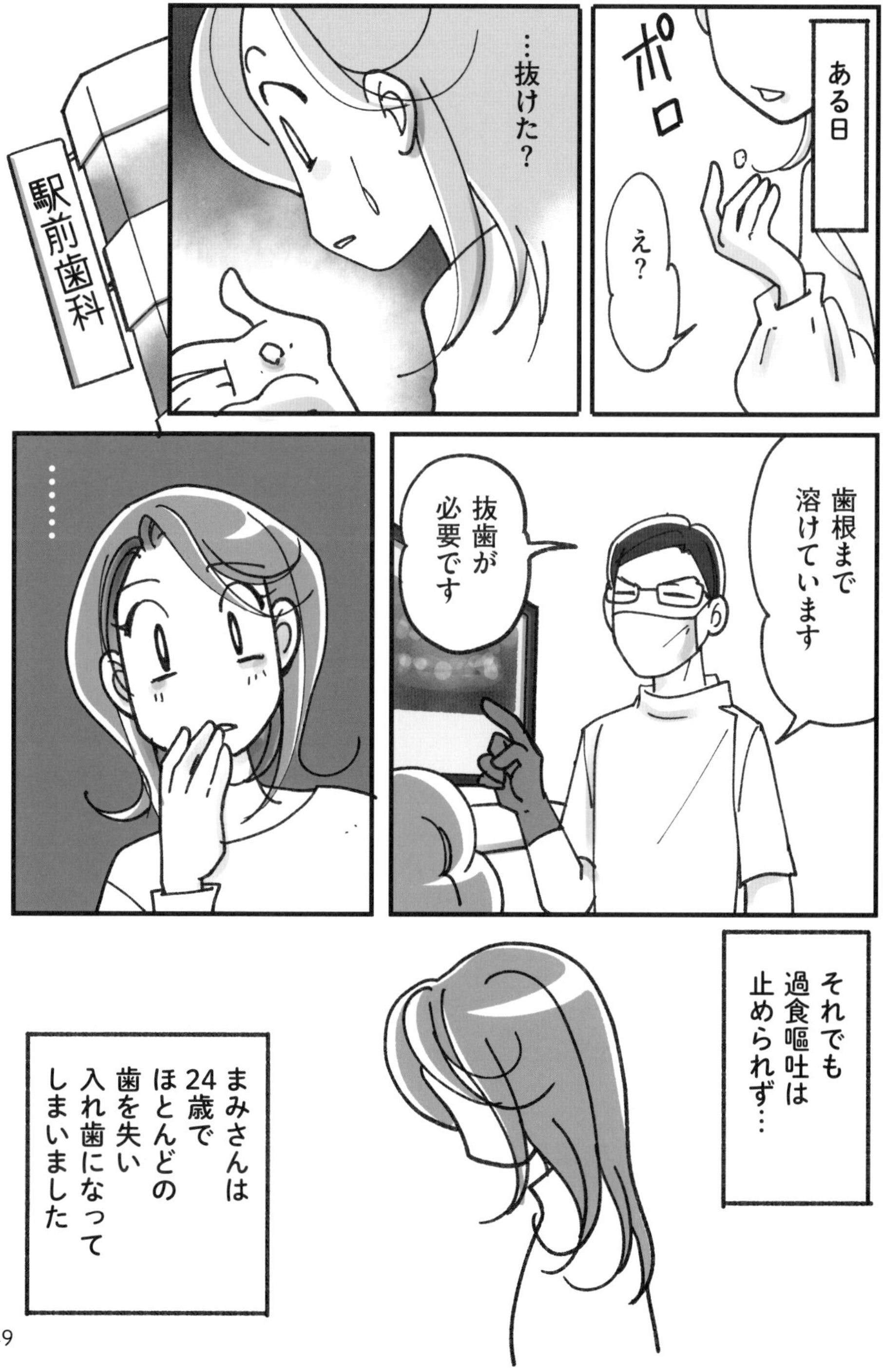
ある日
ポロ
え？
…抜けた？
駅前歯科
歯根まで溶けています
抜歯が必要です
……
それでも過食嘔吐は止められず…
まみさんは24歳でほとんどの歯を失い入れ歯になってしまいました

case 3. 摂食障害からオーバードーズ（OD）*・リストカットへ

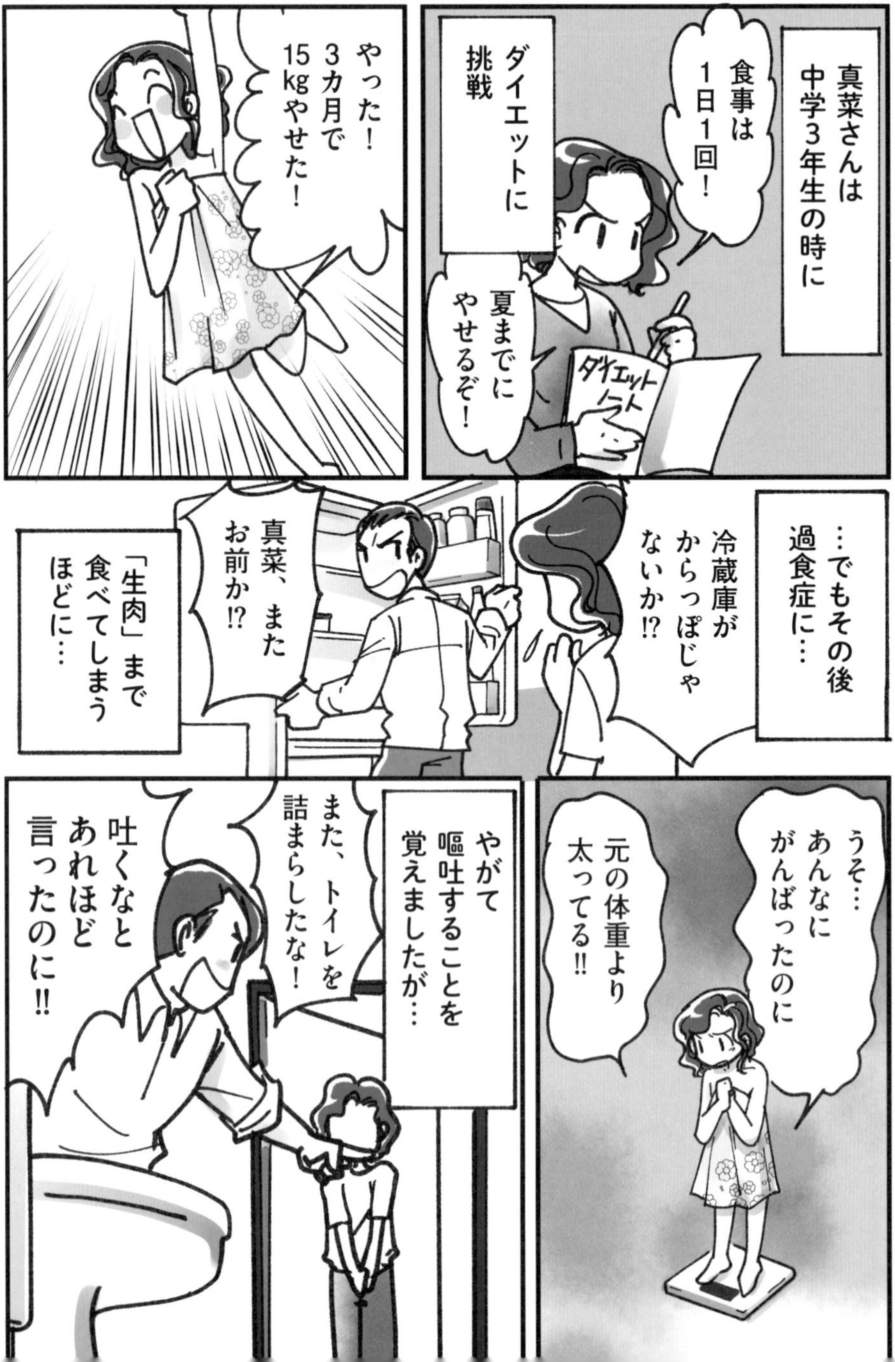
真菜さんは中学3年生の時に
食事は1日1回！
ダイエットに挑戦
夏までにやせるぞ！
ダイエットノート
やった！3カ月で15kgやせた！
…でもその後過食症に…
冷蔵庫がからっぽじゃないか!?
真菜、またお前か!?
「生肉」まで食べてしまうほどに…
うそ…あんなにがんばったのに
元の体重より太ってる!!
やがて嘔吐することを覚えましたが…
また、トイレを詰まらしたな！
吐くなとあれほど言ったのに!!

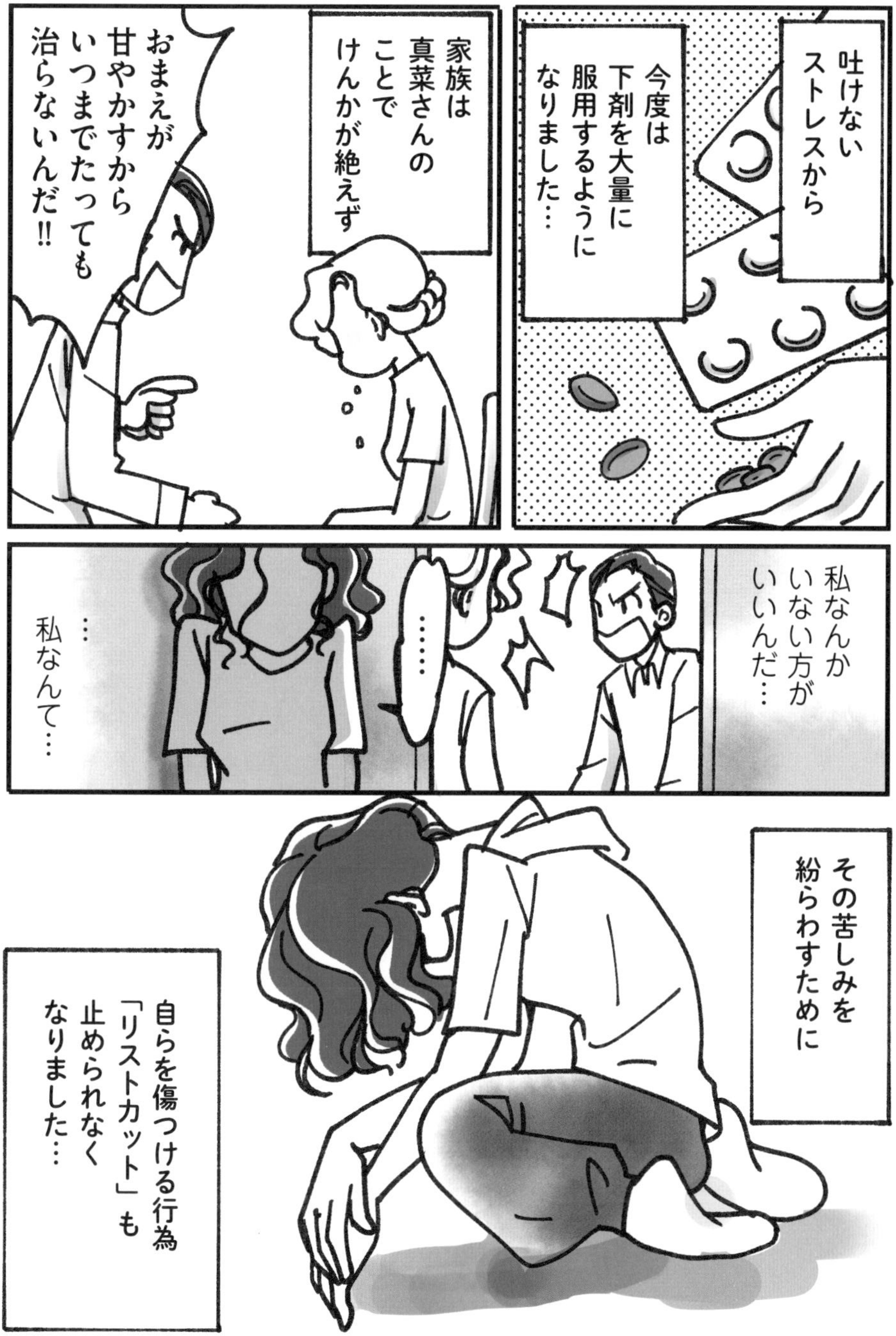
吐けないストレスから
今度は下剤を大量に服用するようになりました…
家族は真菜さんのことでけんかが絶えず
おまえが甘やかすからいつまでたっても治らないいんだ!!
私なんかいない方がいいんだ…
………
…
私なんて…
その苦しみを紛らわすために
自らを傷つける行為「リストカット」も止められなくなりました…

＊オーバードーズ（OD） 薬を過剰に服用すること。

case 4.　摂食障害とクレプトマニア（窃盗症）

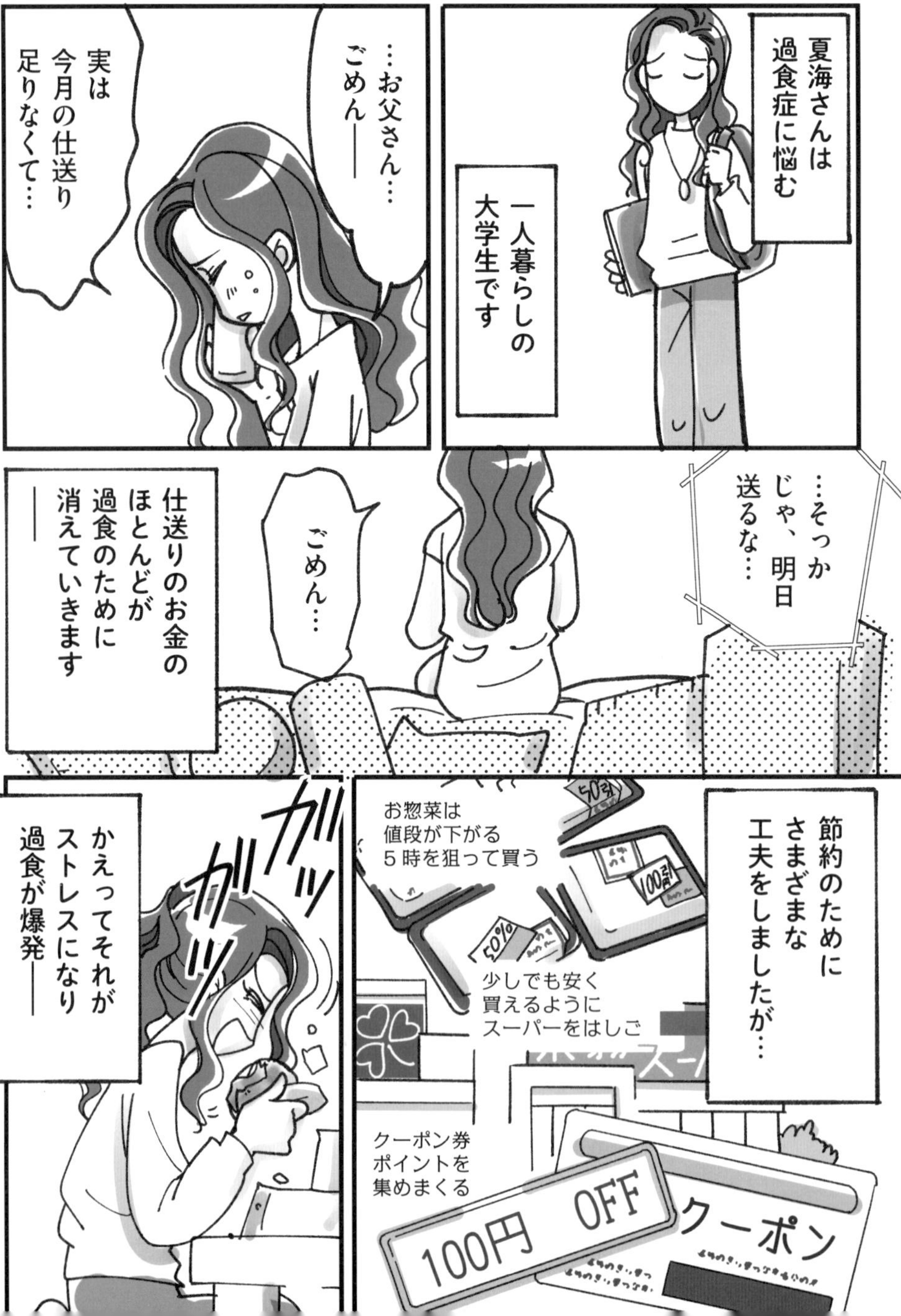
夏海さんは過食症に悩む
一人暮らしの大学生です
…お父さん…ごめん――
実は今月の仕送り足りなくて…
…そっかじゃ、明日送るな…
ごめん…
仕送りのお金のほとんどが過食のために消えていきます――
節約のためにさまざまな工夫をしましたが…
お惣菜は値段が下がる5時を狙って買う
少しでも安く買えるようにスーパーをはしご
クーポン券ポイントを集めまくる
100円　OFF
クーポン
ガッ
ガッ
かえってそれがストレスになり過食が爆発――

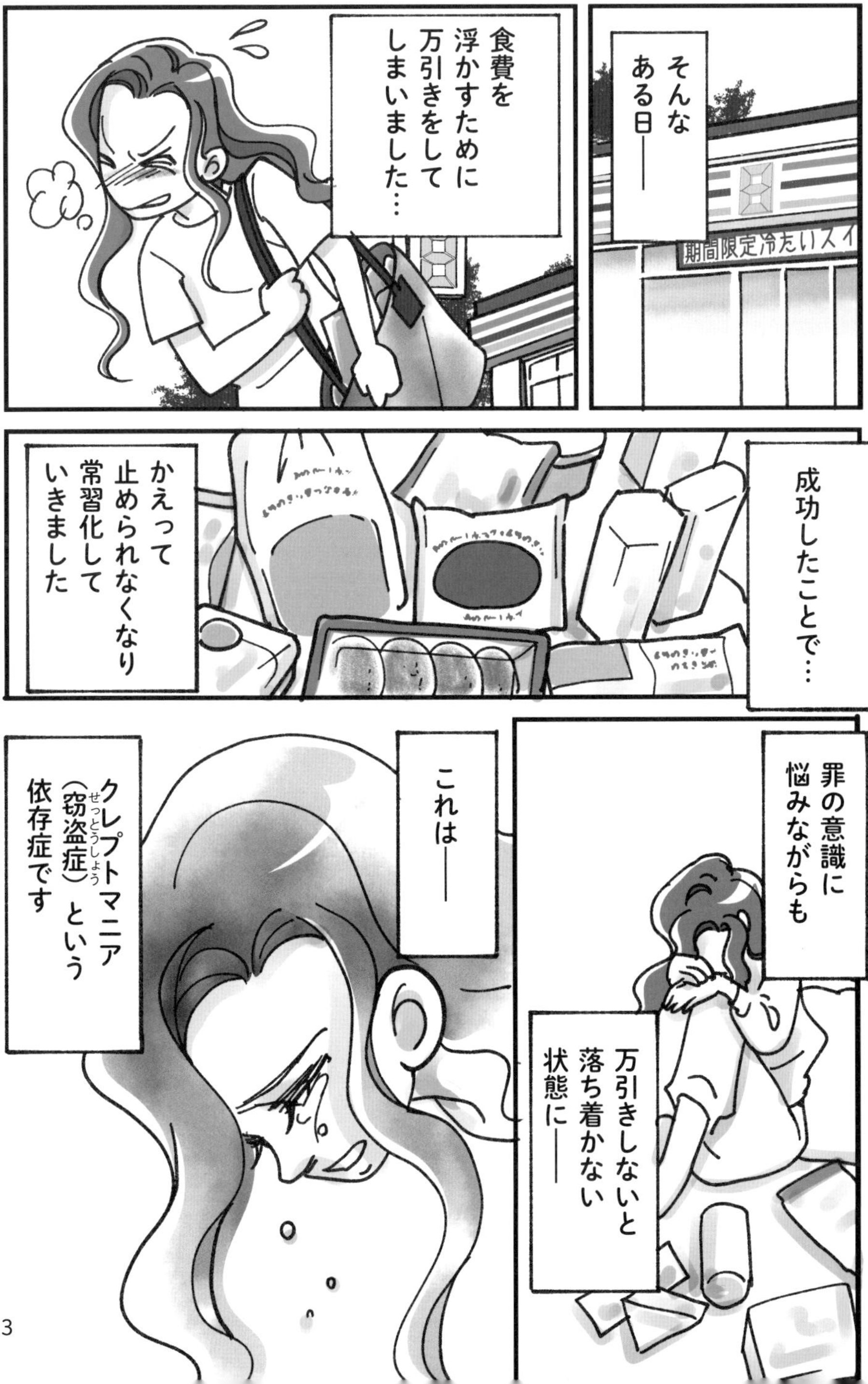
そんなある日――
期間限定冷たいスイ
食費を浮かすために万引きをしてしまいました…
成功したことで…
かえって止められなくなり常習化していきました
罪の意識に悩みながらも
万引きしないと落ち着かない状態に――
これは――
クレプトマニア（窃盗症《せっとうしょう》）という依存症です

その2 摂食障害になったらどうなってしまうの？

1 身体への影響

成長期の長い低栄養状態は、
体にさまざまな影響を与えます。

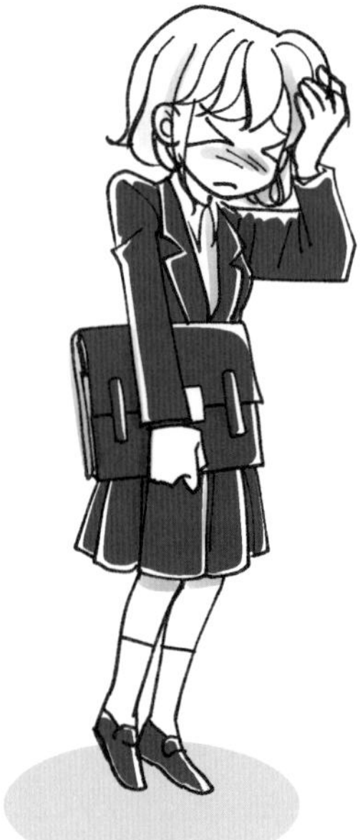

- 肌がカサカサになる
- 脱毛、もしくは体毛が濃くなる
- 貧血やめまいが起こる
- 低体温・低血圧になる
- 内臓が働かなくなる
- 生理が止まる

生理が止まると、
女性ホルモンが出にくくなり、
身長の成長が止まったり、
骨や歯がボロボロになったりします。

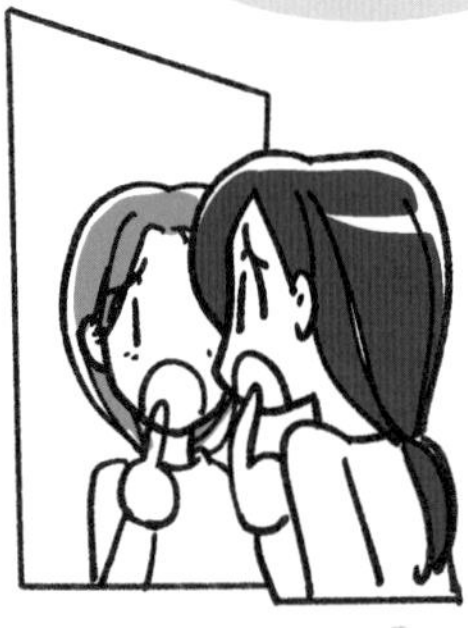

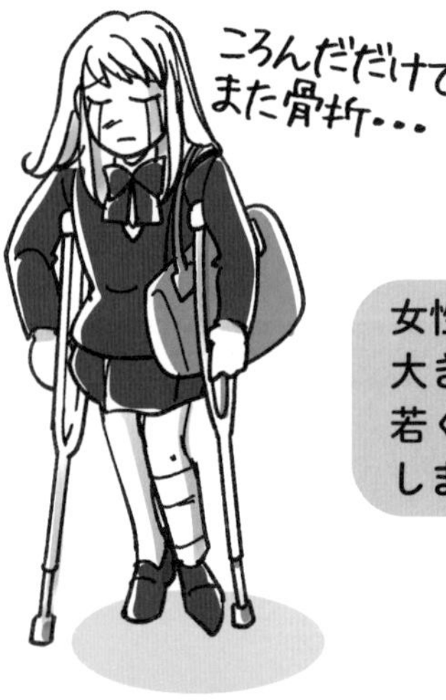
ころんだだけで
また骨折・・・

女性ホルモンの量と骨の密度には
大きな関連があるので
若くても骨折しやすくなったり
します。

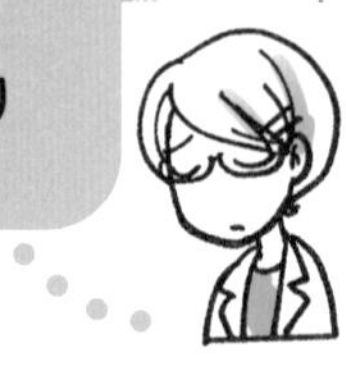

2 心への影響

摂食障害は、うつやパニック障害など、心への影響も大きく、二次障害を発症するケースもあります。

うつ・パニック障害

不登校・引きこもり

他の依存症の併発

・リストカット
・オーバードーズ（OD：薬物過剰摂取）
・クレプトマニア（窃盗症）

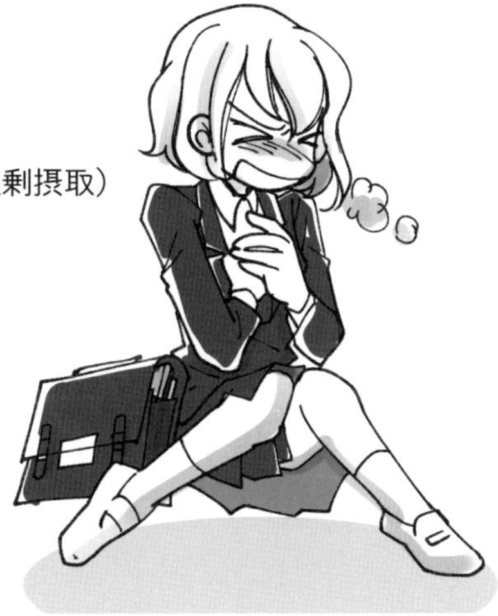

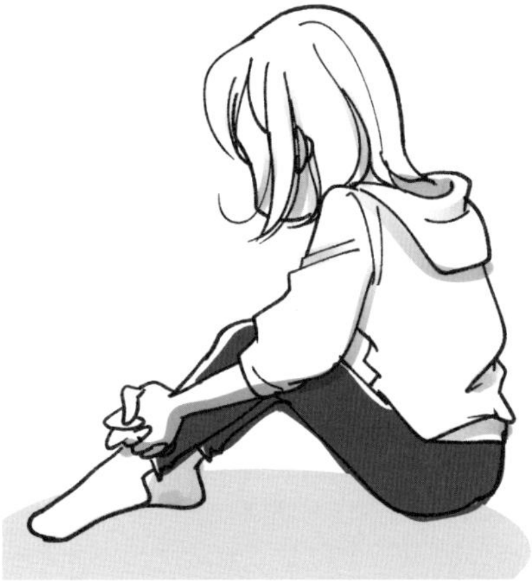

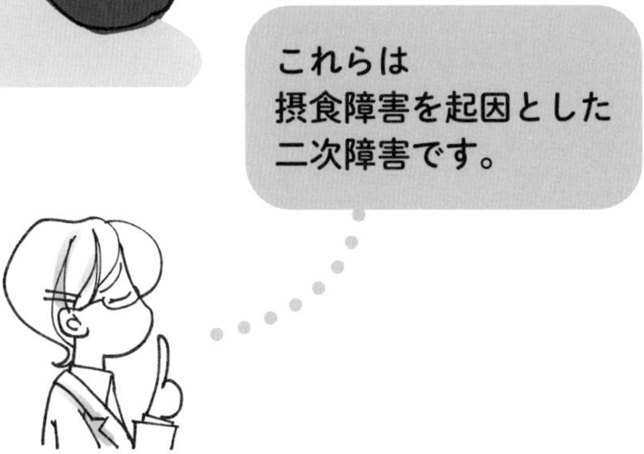
これらは
摂食障害を起因とした
二次障害です。

教えて！作田先生

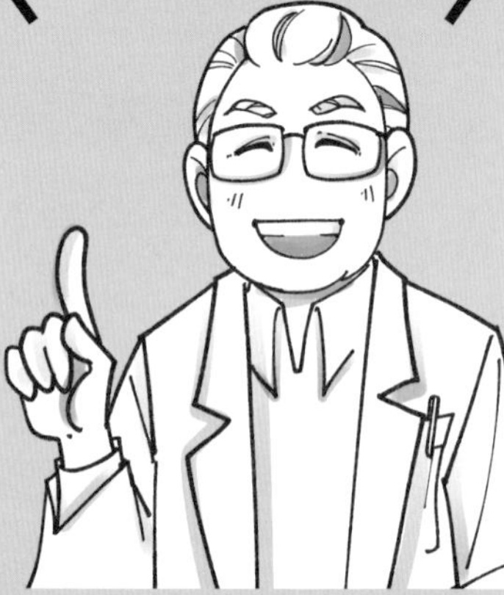

Q1

子どもの摂食障害の治療法ってどんな方法があるの？

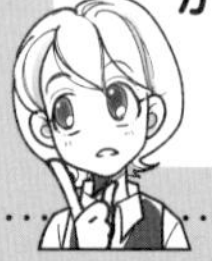

　拒食症の治療は、基本的に著しいやせ状態を改善することを最優先としますので、内科的な治療をします。がんばって拒食している子に、心理的な介入はあまり効果がなく、言葉で食べるように説得しても理解されることはありません。やせがピークになっている時期には過活動状態になり、とりわけ治療への抵抗が強く現れます。

　したがって、栄養を補給（再栄養）することが治療の基本になります。ただし、著しい低栄養状態のときに急激に過食すると再栄養症候群という重大な症状が発症し、不整脈、意識障害、最悪の場合は死亡する可能性があります。

　過食症の治療では認知行動療法が推奨されていますが、拒食症ではエビデンスレベルはあまり高くありません。それでも、認知行動療法の一つである行動制限療法によって、身体の状態が改善し体重が増え、制限されていた行動ができるようになると、摂食障害を良くするという認知が形成されることがあります。過食症の心理療法では、認知行動療法（CBT-E）、対人関係療法、ガイデッドセルフヘルプ（ワークブックを用いて症状をモニタリングする技法）が基本的な方法になっています。

　家族が治療の支援者となって行う家族療法（FBT）は、児童思春期の神経性やせ症（AN）のための治療法で、小児神経性やせ症の治療でエビデンスが証明されています。家族（とくに両親）が患者の回復のために重要な役割を担う短期集中型のアプローチで、日本でも徐々に治療ができる施設が増えています。

　食べ物を隠れて捨ててしまう、自傷行為などの問題行動は、「病気の症状であり、本人が責められるものではない」こと（疾患の外在化）を明確に伝えた上で、それらの行動を減らせるようにセルフモニタリング（行動などを記録し、自分で客観的に評価すること）をさせたり、規則正しい食生活になるよう環境調整するなど、治療者は辛抱強く見守ります。

再栄養、行動制限療法、家族療法の治療を通して身体的にも精神的にも改善していきます。女性の患者の場合、身体の治療のゴールは、無月経の改善、あるいは初経の訪れで、性ホルモンが回復したことを示す指標です。

食行動が改善し標準体重に戻ってもすぐ月経が改善するわけではなく、体重が適正に戻ってから半年から1年以上かかることが多いので、焦らずに待ちます。高校生以上になって体重が適正にもかかわらず、初経や月経が認められないときは、必ず婦人科に相談してください。

Q2 長期の低栄養状態は体にどんな影響があるの？

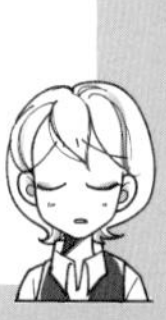

摂食障害は全身の臓器に悪影響を与え、やせていくのに伴って、次第に筋力低下や疲れやすさを感じるようになります。低血圧、心拍数低下（徐脈）、低体温、無月経、初経が来ない、ひどい便秘、下肢のむくみ、背中の濃い産毛、皮膚の乾燥や脱毛、てのひらや足の裏が黄色くなるといった身体の変化が現れます。

過食症で嘔吐がある人では、唾液腺が腫れ、ひどい虫歯、酸蝕症（胃酸で歯が溶ける）もみられます。身体変化を客観的な検査でチェックする必要があり、血液検査、尿検査、胸腹部レントゲン検査、心電図検査、心臓超音波検査などを必ず受けてください。

また、血液検査で身体の変化を確認することも重要で、脱水、貧血や白血球減少、肝機能異常、低タンパク血症、高コレステロール血症、内分泌異常（とくに、甲状腺ホルモン、性ホルモンの異常）などに注目していきます。嘔吐や下剤の使用が続くと、ナトリウム、カリウム、カルシウムなどの電解質異常が起こってきます。

著しい低栄養状態のときに急激に栄養を摂ると再栄養症候群が起こります（114・116ページ参照）。

低栄養が長期化したときは、骨粗しょう症や腎機能障害、脳の萎縮がみられるようになります。小児期の慢性的な低栄養は成長に大きな影響を与え、とくに思春期の前半に発症した場合、低栄養状

Q&A 教えて！作田先生

態が持続すると性ホルモンの分泌能が著しく低下し、低体重だけでなく身長の伸びが緩やかに停止し、160㎝まで伸びる素質がある子でも、140㎝ほどで止まってしまうことがあります。

身長の伸びに関連する因子は、乳幼児から3歳までは主に栄養、幼児から学童期は主に成長ホルモン、思春期になると性ホルモンの存在が大切な役割を担っています。性ホルモンの低下は、初経の遅れ、無月経の要因となり、この状態が続けば妊娠に支障をきたす可能性もあります。

性ホルモンが低下すると骨密度も低下するので、成人になった時に骨粗しょう症発症のリスクが高くなり、運動時の骨折のリスクも高くなります。

Q3 摂食障害からほかの病気になることってあるの？

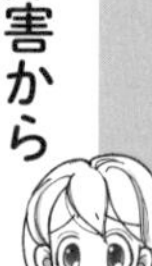

うつ気分や不安、こだわりが強くなってきます。体力が低下していくと、登校することが困難になったり、もともと優秀な成績を収めていた人でも学業の能率が低下し、成績が維持できなくなったりすることもあります。

また、対人コミュニケーションもうまくとれなくなり、仲間から離れ、不登校状態になったりと、日常生活にも支障が出てきます。

そういったことから、アルコール、ドラッグなどの物質使用障害、パーソナリティ障害などの精神障害が併存することがあります。

これらの併存症は食行動が改善すると軽減することから、飢餓状態、過食状態と排泄行為という混乱した摂食行動に基づく二次的な精神症状とも考えられています。

摂食障害の私から あなたへ…

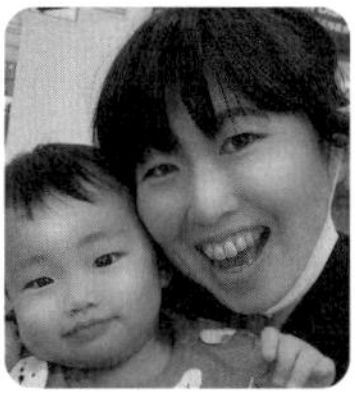

金子浩子さん

摂食障害ネームみせす

はじめまして。みせすです。摂食障害歴11年の当事者です。私は大学生だった20歳の時、ダイエットがきっかけで摂食障害になりました。1年半でマイナス30kgとなり、そのあとすぐに過食になり半年で35kgのリバウンド。通院することになってもやせたくて拒食になり、でも食べたくて過食になり、半年で10kgの体重の増減をくり返しました。食べて吐いて、吐けなくて、食べなくて、そんな日々は約10年に及びました。

親や先生からの過度な期待。勉強やスポーツ、友だちとの関係で何もかもうまくいかなくても、体重だけは自分を裏切らないこと。そして覚えるやせることへの高揚感。食べるのが怖くて、友だちとのランチもできない苦しさ。食べる時は何も考えてなくていい夢中の喜びの過食。食べ物だけでなく嫌なことも一緒に吐き出せる嘔吐……。

摂食障害の症状は十人十色だけど、すべてに通じるのが、摂食障害は病気の一つで、あなたが悪いわけじゃない、ということ。私は摂食障害になって、友だちも学校生活も失いました。しかし、それはマイナスだけではありませんでした。病気になって、人の優しさに気づくことができました。私を心配してくれて支えてくれる人がいること。毎日が健康で笑って元気で過ごせることが幸せなこと。そして何より、食べる行為ってじつはこんなに大変で尊いことだったんだって。私は摂食障害のおかげで自分らしさと食の大切さに気づき、今は子どもたちとの料理教室を通じた食育の活動、そして家庭科の教員をやっています。そして、大切な人ができて結婚して母となりました。病気で悩んでいたときは本当に苦しくて、こんな日が訪れるなんて想像もできなかった。

今も完治したわけではなく、食べることが怖い日もあれば、お菓子を食べ過ぎて罪悪感に苛まれる日もあります。でも、つらくて悩んでいた時と比べると、毎日生きていることが幸せで、おいしく食べられる時間を大切に過ごしています。これは私だけに限った話ではなく、摂食障害をもつ仲間たちもゆっくりと各々のペースで回復して自分の道を歩んで行っています。

私からのお願いです。あなたの周りにも、家族、友だち、先生、病院のお医者さんなど手を差し伸べてくれる人が必ずいるはずです。一人でその苦しみを抱えないで、頼れる人にSOSを発してほしい。理解されにくい病気で誤解されることもあるかもしれません。でもきっとあなたの味方がいます。

摂食障害になりやすい人って？　Chapter 5

case 1.　千秋さんはまじめで完璧主義です

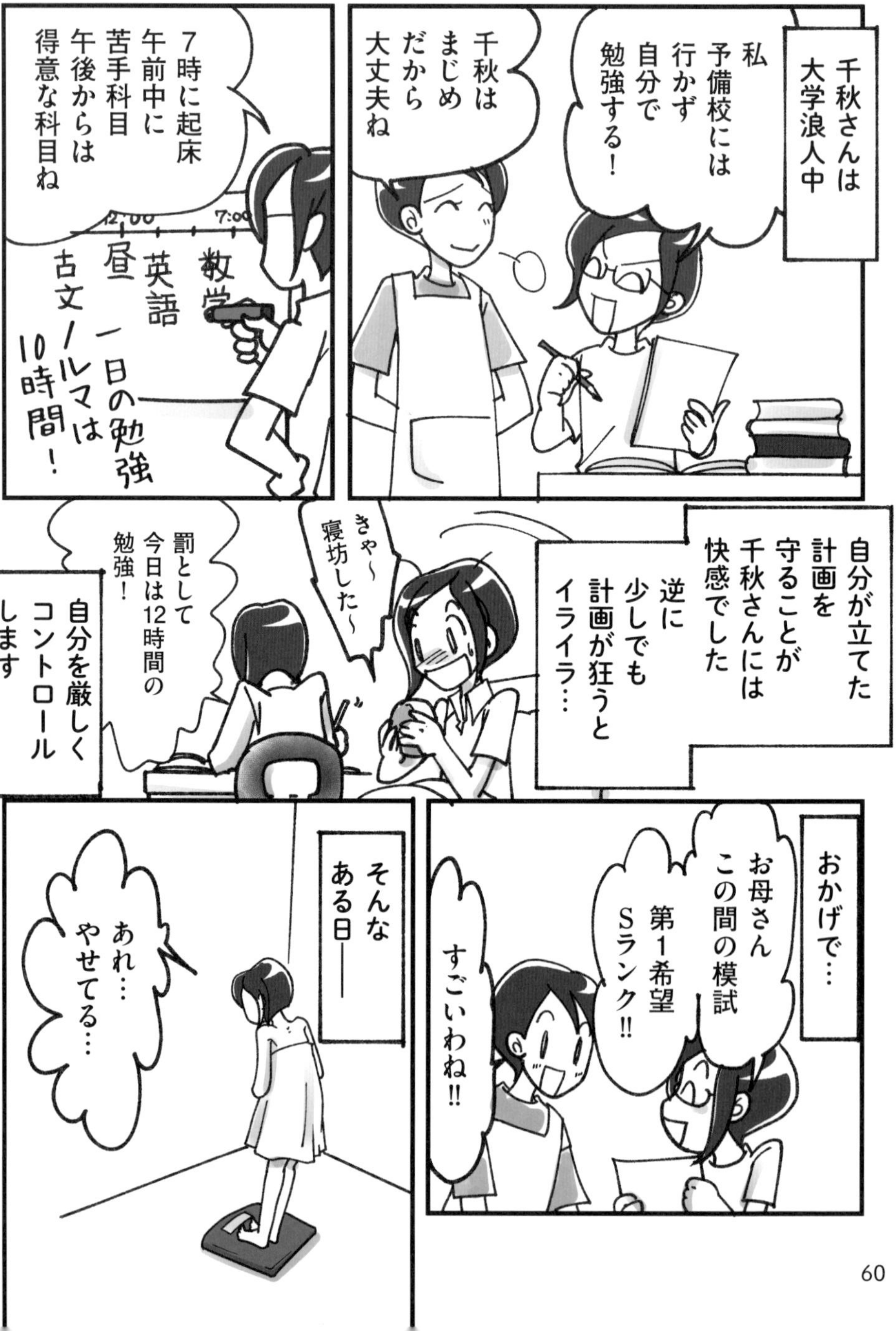

千秋さんは大学浪人中
私 予備校には行かず 自分で勉強する！
千秋は まじめだから 大丈夫ね
7時に起床 午前中に苦手科目 午後からは得意な科目ね
7:00
12:00
数学
英語
昼
古文
一日の勉強ノルマは10時間！
自分が立てた計画を守ることが千秋さんには快感でした
逆に少しでも計画が狂うとイライラ…
きゃ〜 寝坊した〜
罰として今日は12時間の勉強！
自分を厳しくコントロールします
おかげで…
お母さん この間の模試 第1希望 Sランク!!
すごいわね!!
そんなある日——
あれ… やせてる…

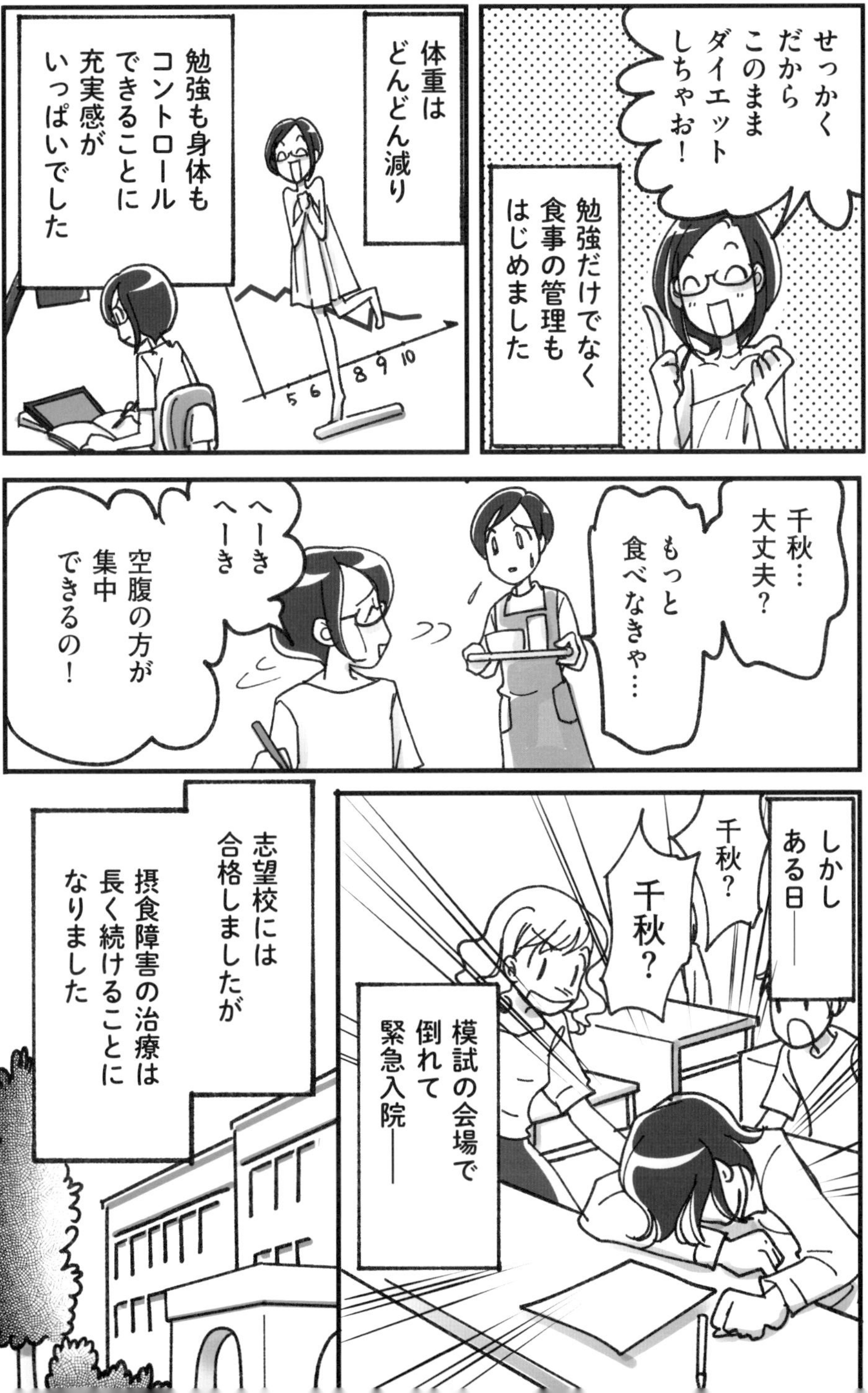

せっかくだからこのままダイエットしちゃお！
勉強だけでなく食事の管理もはじめました
体重はどんどん減り
5 6 8 9 10
勉強も身体もコントロールできることに充実感がいっぱいでした
千秋…大丈夫？
もっと食べなきゃ…
へーきへーき
空腹の方が集中できるの！
しかしある日——
千秋？
千秋？
模試の会場で倒れて緊急入院——
志望校には合格しましたが摂食障害の治療は長く続けることになりました

case2. はやと君は発達障害（自閉スペクトラム症）があります

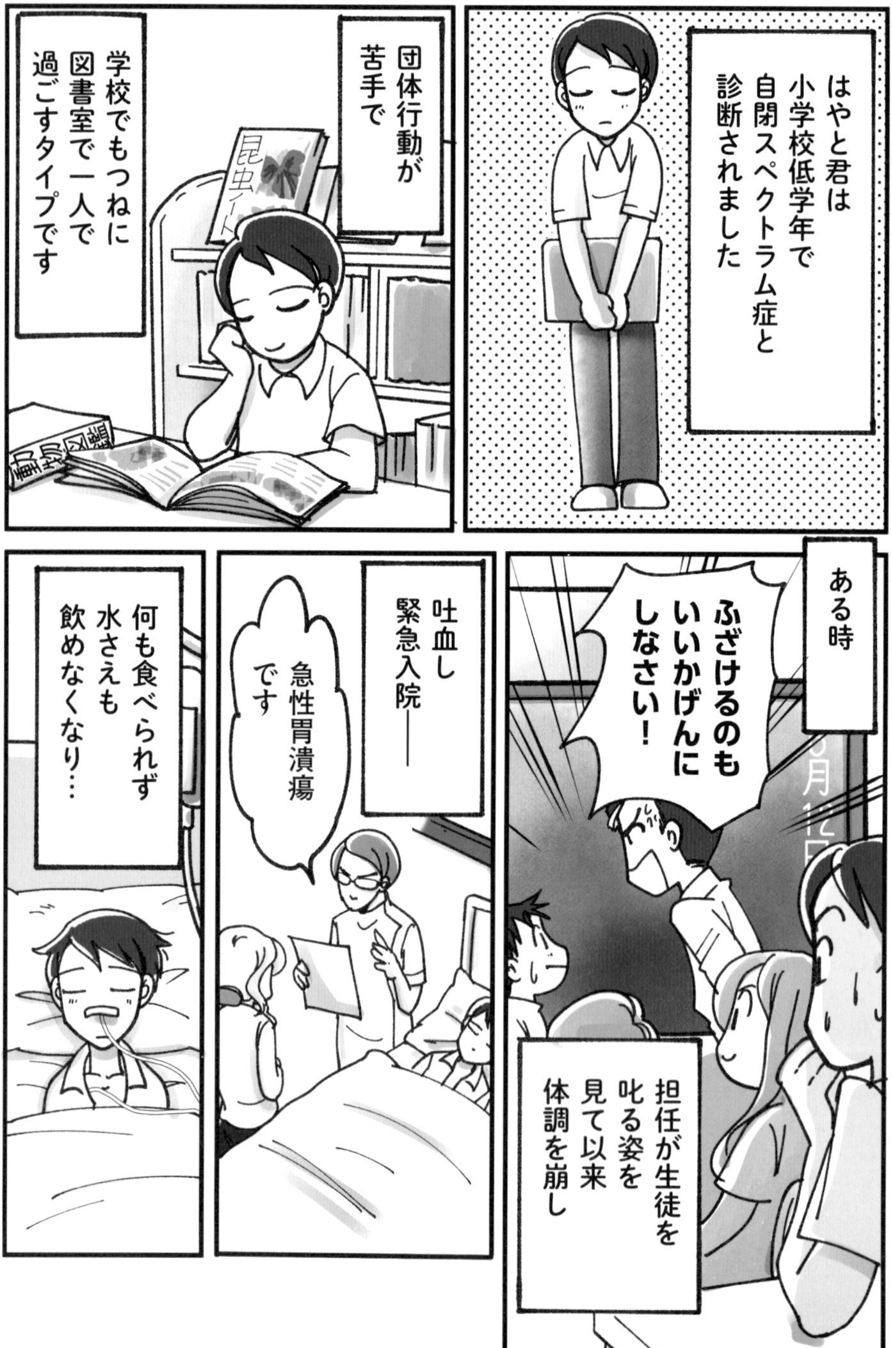
はやと君は小学校低学年で自閉スペクトラム症と診断されました
団体行動が苦手で
学校でもつねに図書室で一人で過ごすタイプです
ある時
ふざけるのもいいかげんにしなさい！
担任が生徒を叱る姿を見て以来体調を崩し
吐血し緊急入院――
急性胃潰瘍です
何も食べられず水さえも飲めなくなり…

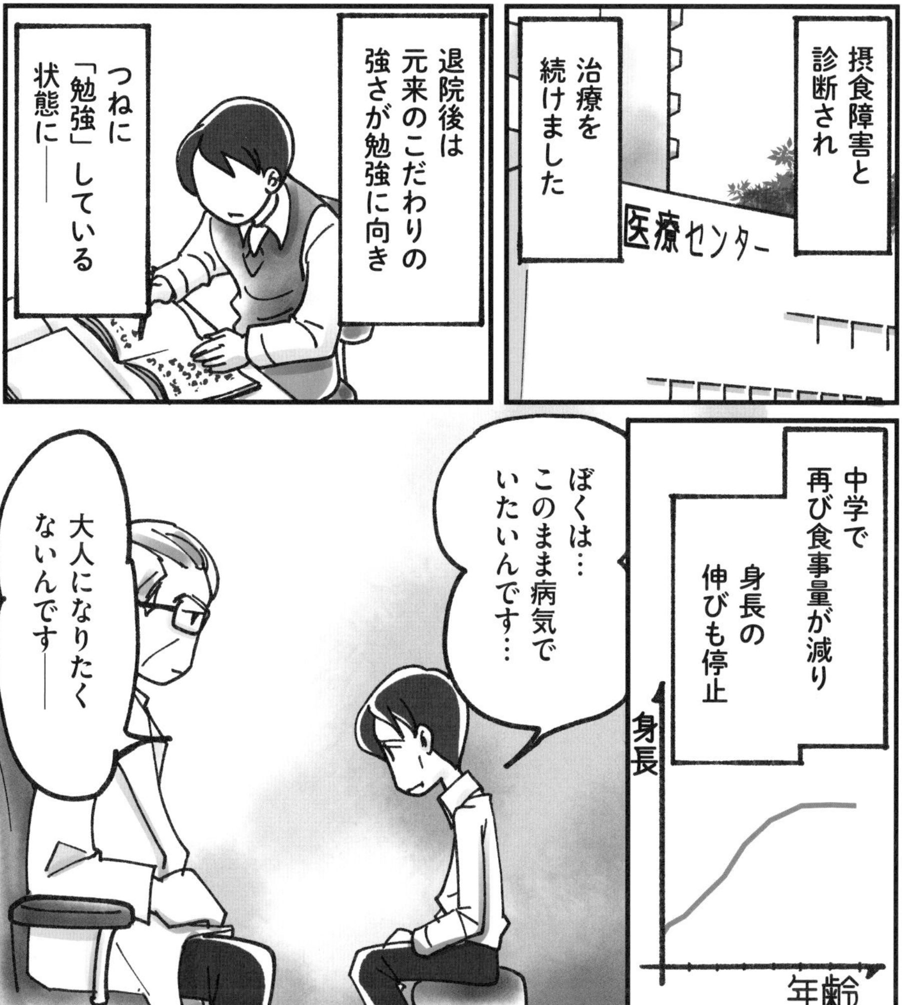
摂食障害と診断され
医療センター
治療を続けました
退院後は元来のこだわりの強さが勉強に向き
つねに「勉強」している状態に――
中学で再び食事量が減り
身長の伸びも停止
身長
年齢
ぼくは…このまま病気でいたいんです…
大人になりたくないんです――
その後難関私立高校に合格しましたが…
現在も通院中です

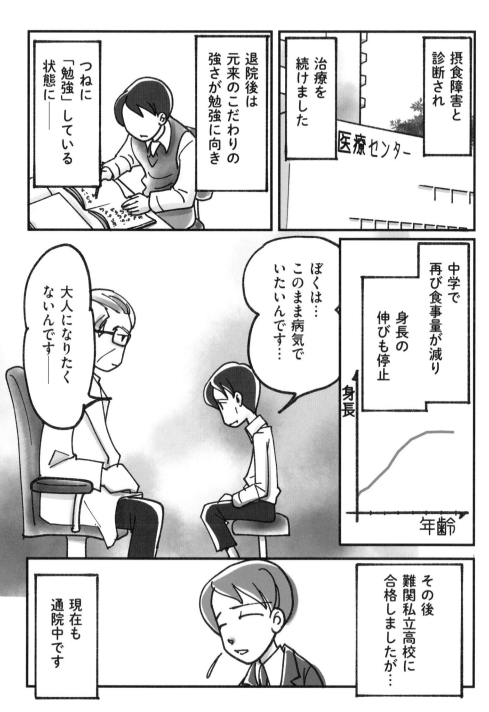

摂食障害になりやすい人って？

1

まじめで几帳面、
完璧主義な性格の人

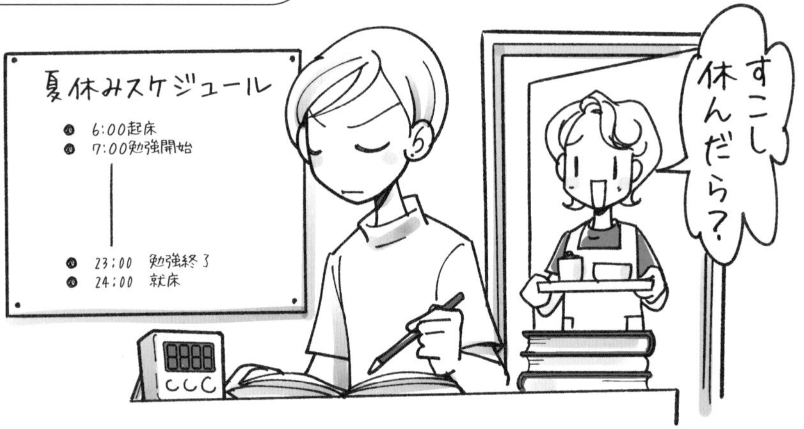
夏休みスケジュール
6:00起床
7:00勉強開始
23:00 勉強終了
24:00 就床
すこし休んだら？

2

自分に自信がない。
「自分は人より劣っている」と
劣等感を感じ、自己評価の低い人

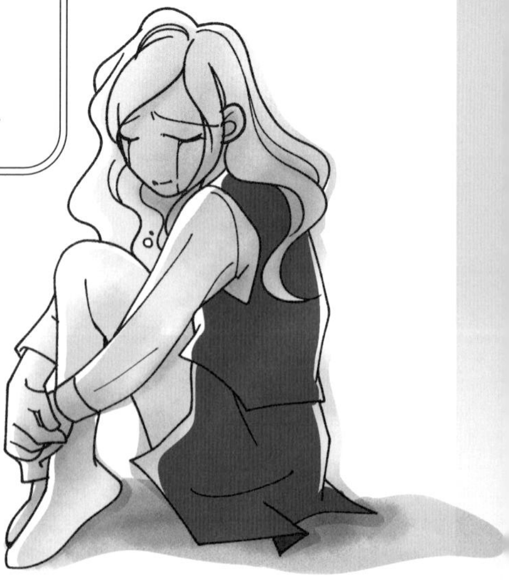

3 生まれつきの気質や特性をもっている人

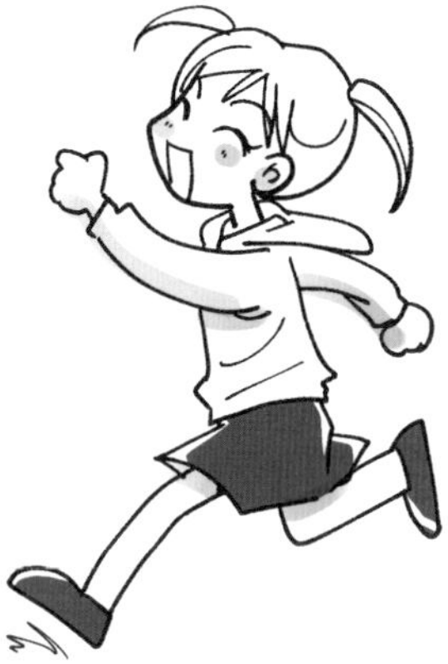

じっとしていられない
落ち着きがない

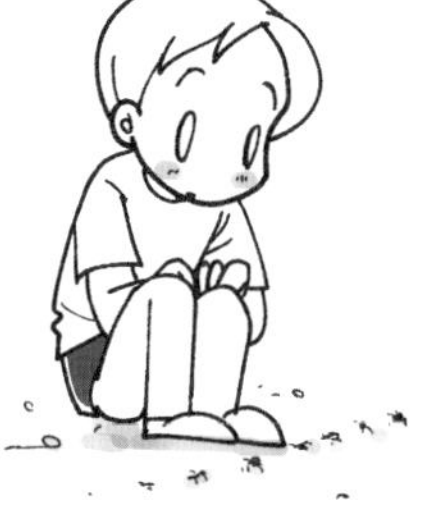

発達に偏りがある

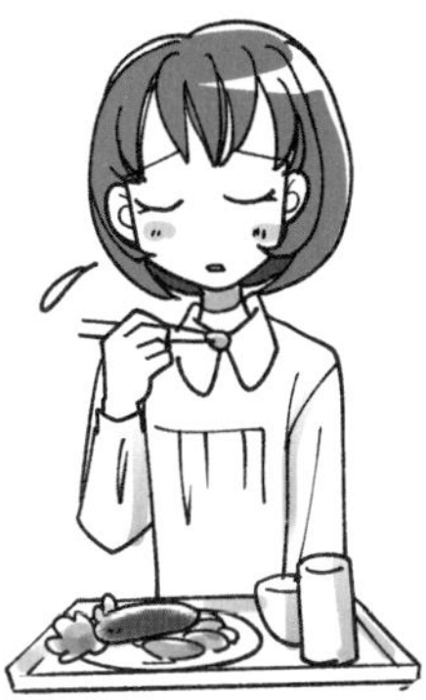

食が細い

かつては、「家庭環境が原因」、とくに母親とのかかわりが大きな原因といわれた時期もありましたが、現在はさまざまな原因があることがわかってきています。

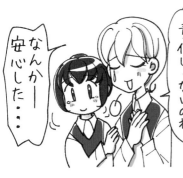

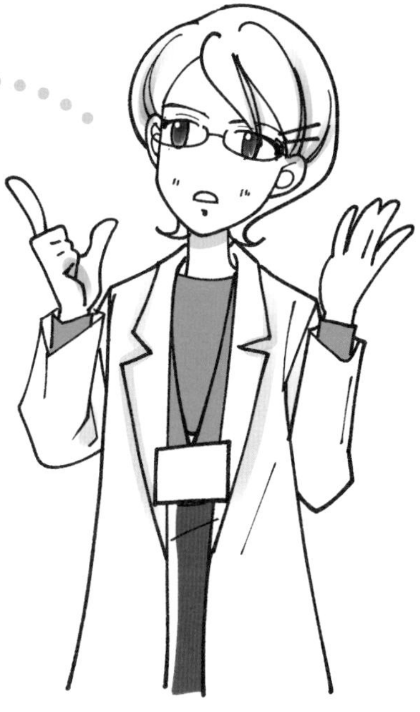

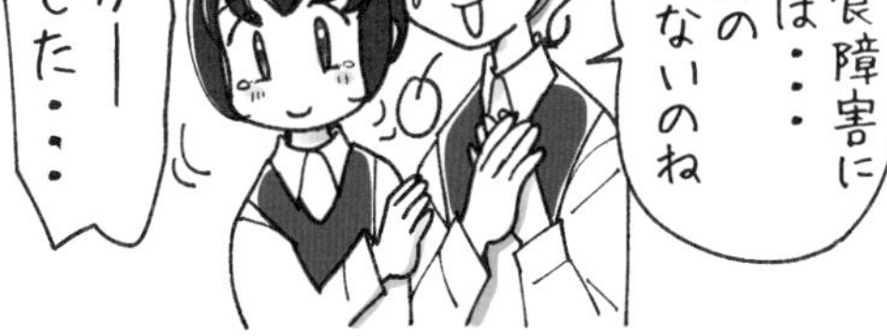
私が摂食障害になったのは・・・お母さんの責任じゃないのね
なんかー安心した・・・

教えて！作田先生

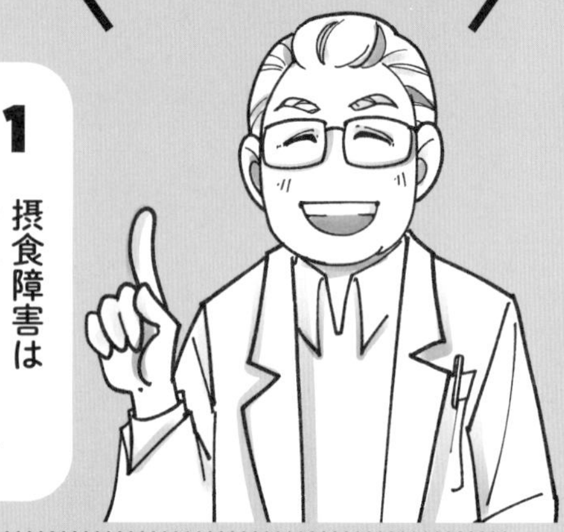

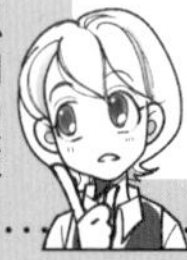

Q1 摂食障害は発達障害と関連があるの？

摂食障害に認められる認知の歪みや強迫傾向は、一部の自閉スペクトラム症（ASD）にも共通してみられる要素です。

ASDの子どもは、「社会的・感情的なやりとりの苦手さ」「抽象的かつイメージ豊かに考えることの苦手さ」を中心とした症状のほかに、「こだわり」「感覚の極端な過敏さや鈍感さ」「五感から入ってきた情報を統合して身体の動きを統制する協調運動の苦手さ」などをもち合わせています。

このような特徴によって、体重や食へのこだわりを生じやすく、拒食症の状態を示すことがあります。拒食症の一部ではASDと同様の認知特性があり、両者の関連性が指摘されるようになってきました。

さらにASDが併存する拒食症では認知の硬直化が認められ、症状の長期化につながるとも考えられています。最近のデータでは、神経性やせ症のなかでASDを併せもっている場合が必ずしも希ではなく、日本でも約10％のケースで併存することがわかってきました。

ASDを併存する神経性やせ症においては、その発達障害としての特性を理解した対応が必要です。発達障害の特性に応じた対応をしないと、体重増加を目標にした認知行動療法がうまく導入できないことも多いからです。

食行動以外に本人が学校や家庭内などの日常生活で抱えている困難さ、対人関係の困難さなどがあります。社会性のスキル不足に焦点を当て、生活のなかで達成感を増やし自尊心を育てつつ食事への強迫的な行動を減らしていくような対応が必要です。

小児期には発達障害の問題は指摘されず、思春期以降になってさまざまな精神症状、行動障害を主訴に受診する例があり、このような治療困難なパーソナリティー障害群を「重ね着症候群」と呼ぶことがあります。

Q2
どうすれば摂食障害を予防できるのですか？

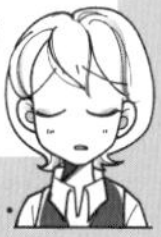

摂食障害の治療の目標は早期発見と早期治療です。

子どもが主食を食べない、明らかにやせている、体重にこだわるなど、家族が子どもの行動の変化に気づいたら、かかりつけ医や学校の担任、養護教諭などに相談することで早期に発見することが望ましいのです。

周囲の観察に加えて、摂食障害の予防ができる社会的環境が整えばベストです。そのためには、すべての小中学生、高校生が摂食障害という病気への正しい知識を身につける機会に恵まれることが必要です。そこが予防のスタートになると思っています。

何となくSNSやネットで調べて、摂食障害という病気を知っている、という人は多いと思います。

しかし、現実には無理なダイエットをはじめ、病気に陥る人があとを絶ちません。なぜ、無理なダイエットがやめられないのか？病気の重大さがわかっていないからだと思います。

摂食障害という病気になってしまうと、身体と心がむしばまれ、治療に何年もの期間が必要になります。このことを子どもと家族に理解してもらいたいのです。

最近、養護教諭の先生方が、摂食障害の早期発見・予防のゲートキーパーとして教育現場で啓蒙活動を展開していますが、全国の学校で保健教育の一環として、摂食障害についての正しい知識が広まっていくことを願っています。

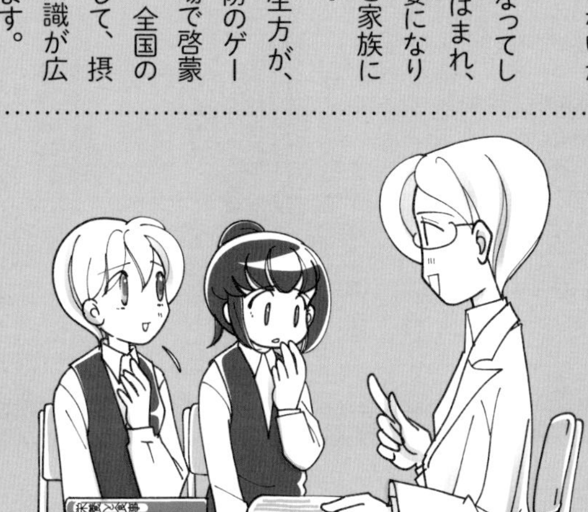

case 1.　自分が摂食障害かな？　と思ったら…

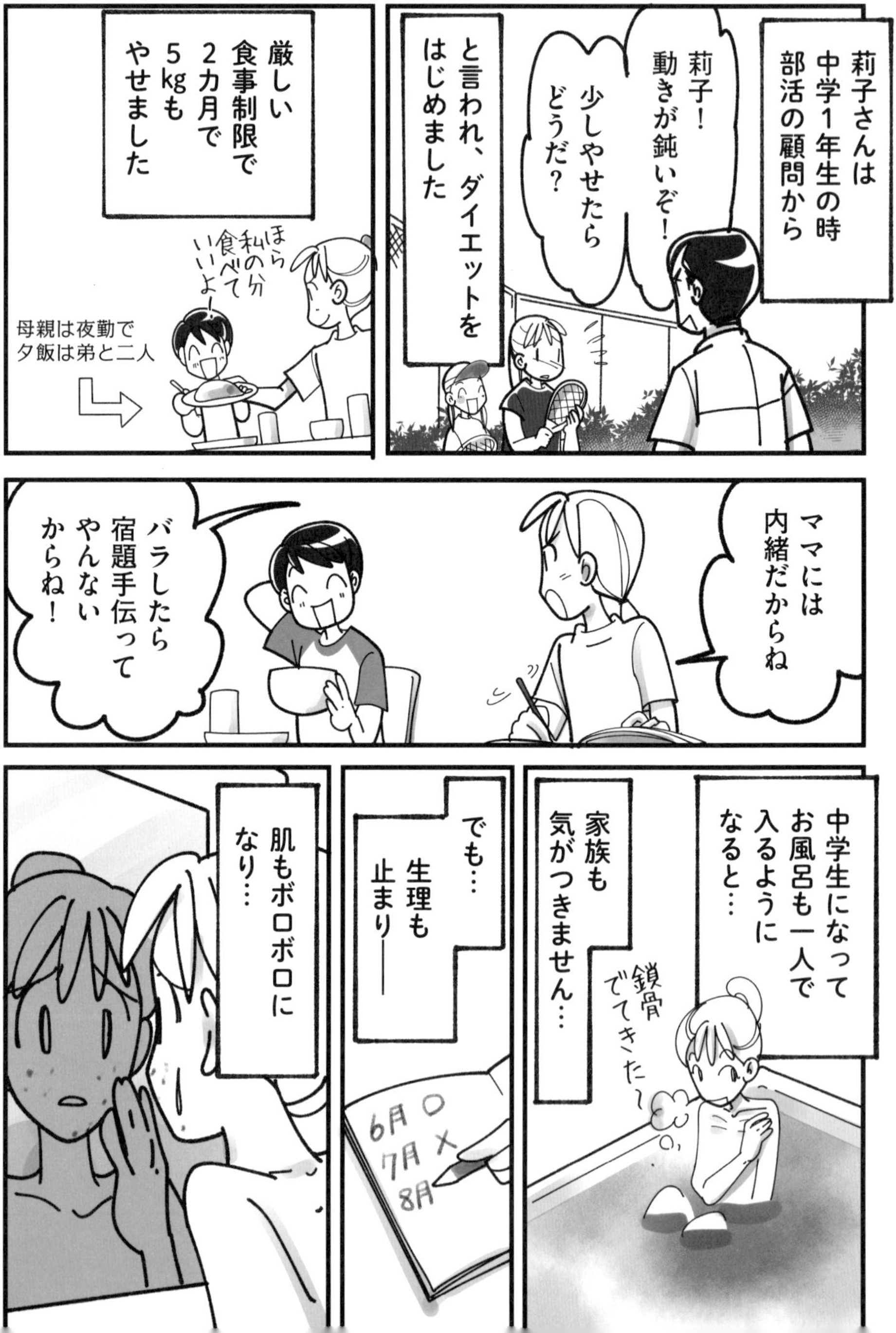
莉子さんは中学1年生の時部活の顧問から
莉子！動きが鈍いぞ！
少しやせたらどうだ？
と言われ、ダイエットをはじめました
厳しい食事制限で2カ月で5kgもやせました
ほら私の分食べていいよ～
母親は夜勤で夕飯は弟と二人
ママには内緒だからね
バラしたら宿題手伝ってやんないからね！
中学生になってお風呂も一人で入るようになると…
家族も気がつきません…
鎖骨できた～
でも…
生理も止まり――
6月 〇
7月 ×
8月
肌もボロボロになり…

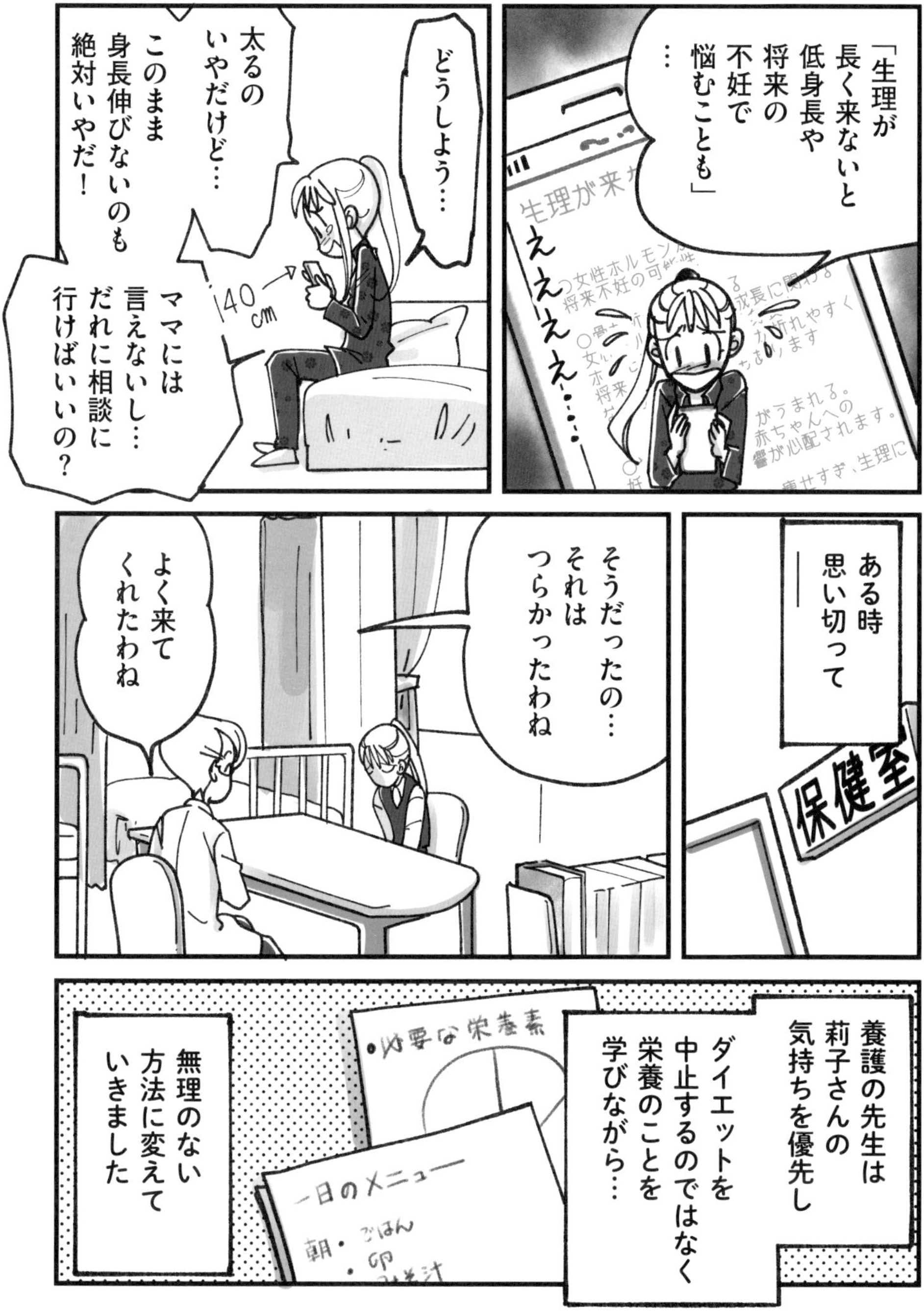
「生理が長く来ないと低身長や将来の不妊で悩むことも」…
えええ……
がうまれる。
赤ちゃんへの
響が心配されます。
どうしよう…
太るのいやだけど…このまま身長伸びないのも絶対いやだ！
140cm
ママには言えないし…だれに相談に行けばいいの？
ある時思い切って――
保健室
そうだったの…それはつらかったわね
よく来てくれたわね
養護の先生は莉子さんの気持ちを優先し
ダイエットを中止するのではなく栄養のことを学びながら…
無理のない方法に変えていきました
・必要な栄養素
一日のメニュー
朝・ごはん
・卵

case2．友だちが摂食障害かな？　と思ったら…

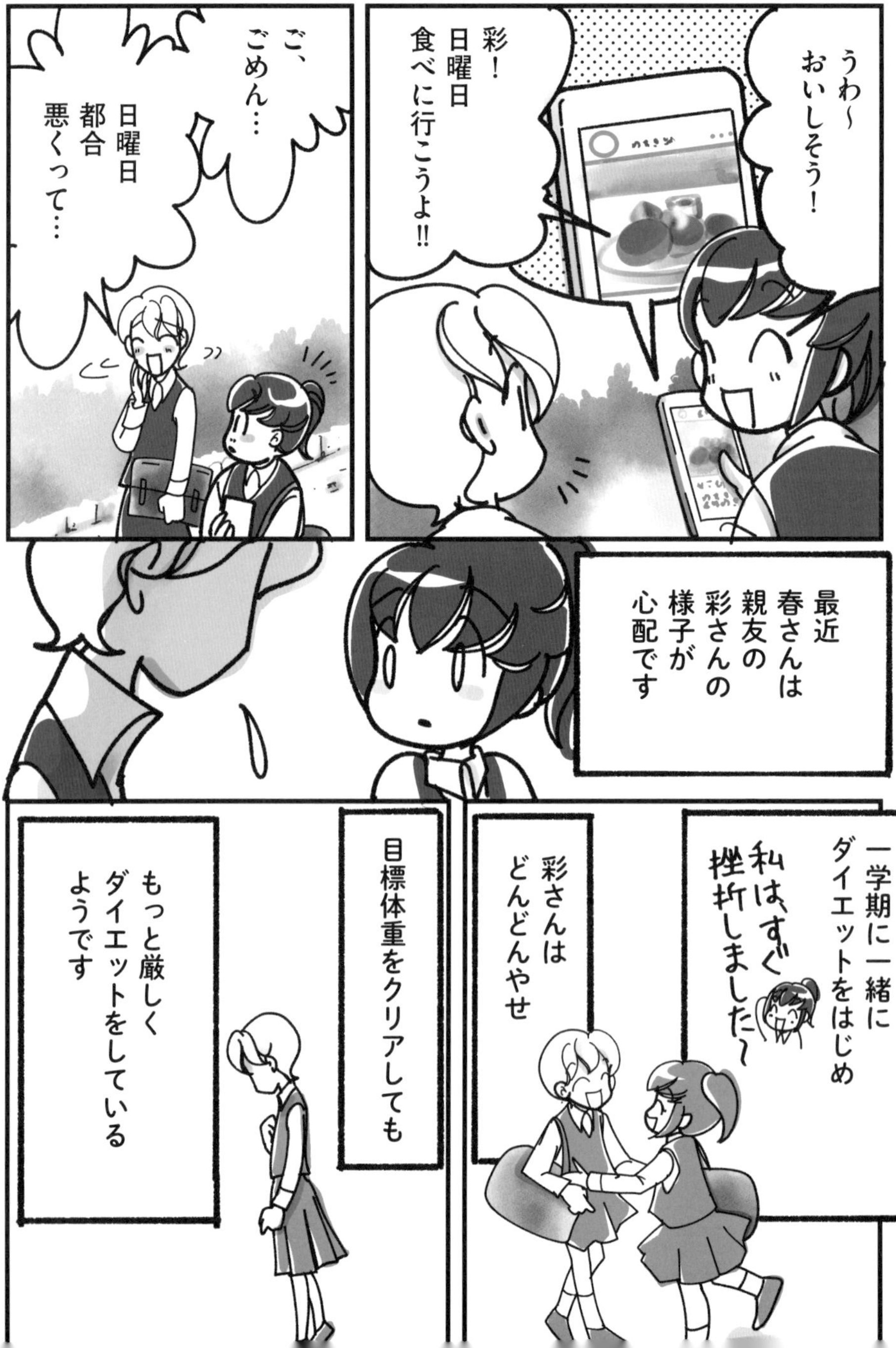
うわ～ おいしそう！
彩！ 日曜日 食べに行こうよ!!
ご、ごめん…
日曜日 都合 悪くって…
最近 春さんは 親友の 彩さんの 様子が 心配です
一学期に一緒に ダイエットをはじめ
私は、すぐ 挫折しました～
彩さんは どんどんやせ
目標体重をクリアしても
もっと厳しく ダイエットをしている ようです

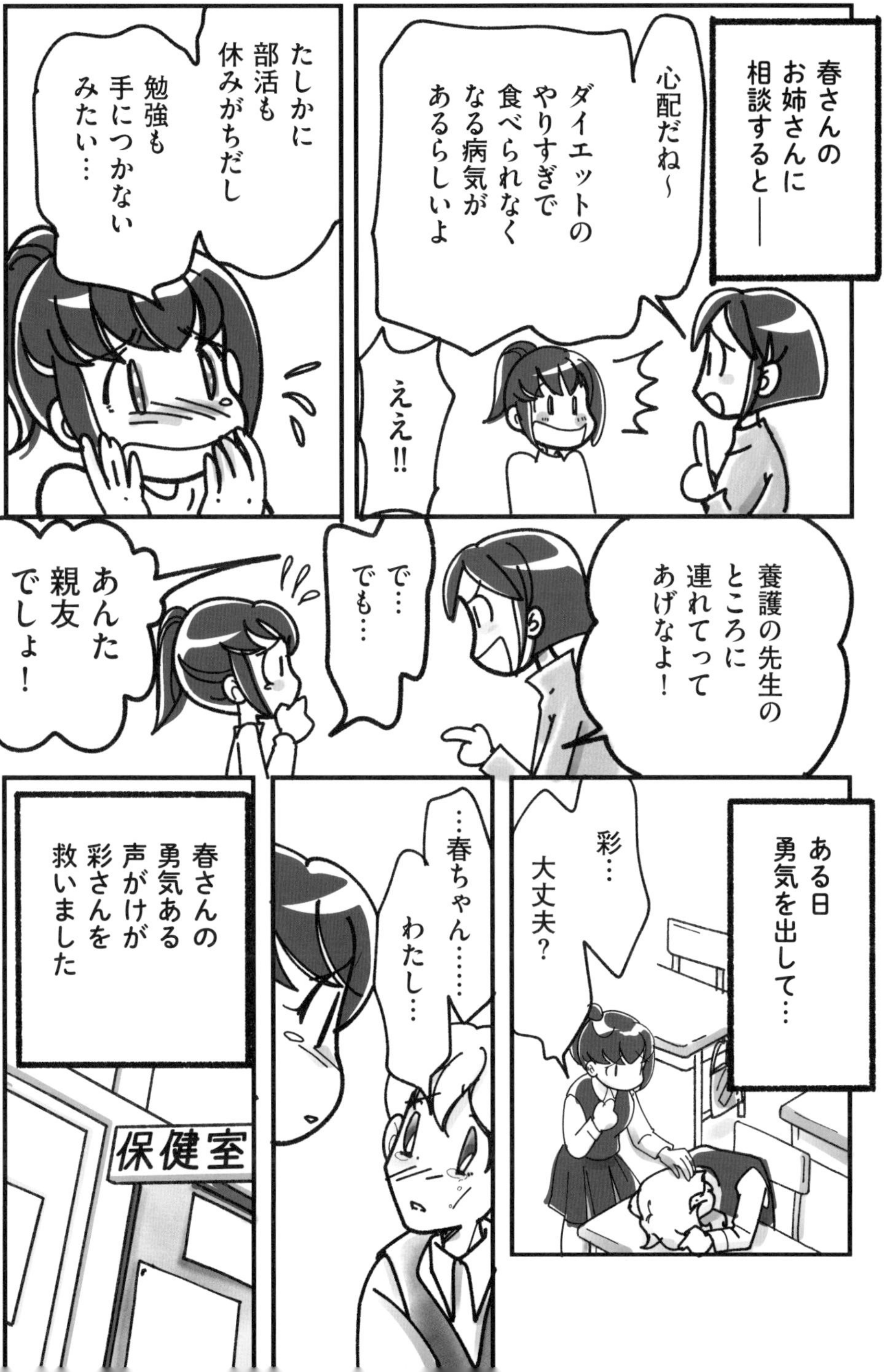
春さんのお姉さんに相談すると——
心配だね～
ダイエットのやりすぎで食べられなくなる病気があるらしいよ
ええ!!
たしかに部活も休みがちだし
勉強も手につかないみたい…
養護の先生のところに連れてってあげなよ!
で…でも…
あんた親友でしょ!
ある日勇気を出して…
彩…
大丈夫?
…春ちゃん……
わたし…
春さんの勇気ある声がけが彩さんを救いました
保健室

もし、摂食障害かな？ と思ったらどうすればいいの？

1

一人で悩まないで！
だれか大人に「助けて」と伝えて！

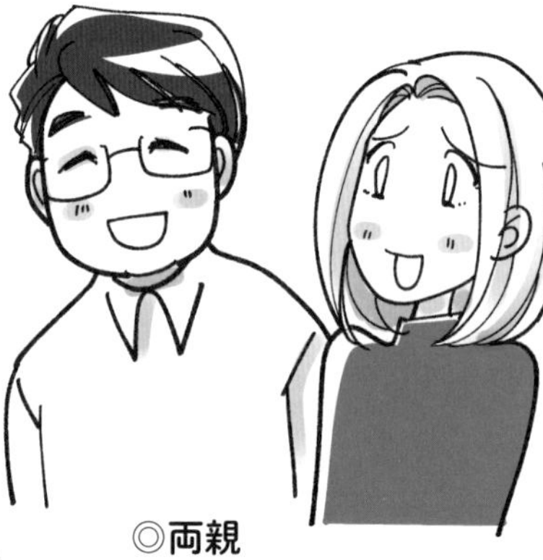
◎両親

point 1.

摂食障害は自分の意志で治る病気ではありません。あなたが信頼できる大人の人に助けを求めてください。

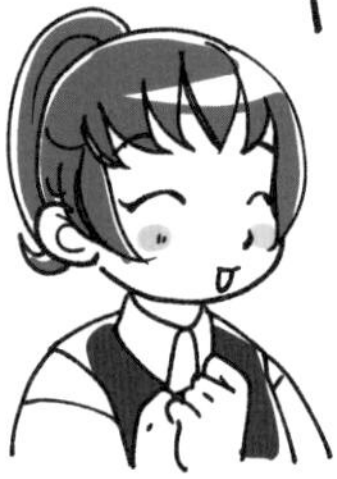
◎友だち

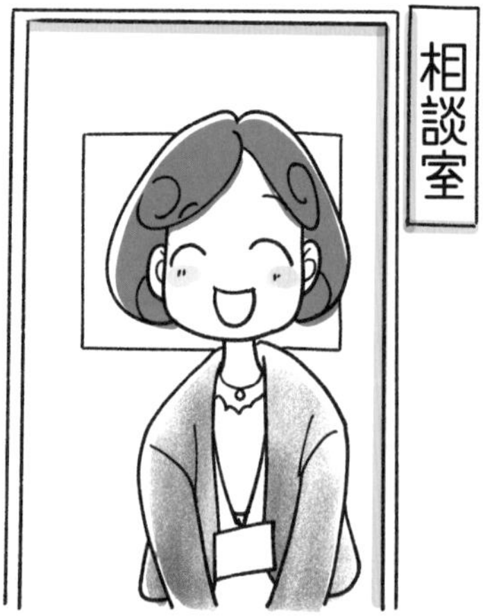

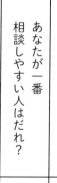

◎スクールカウンセラー

あなたが一番相談しやすい人はだれ？

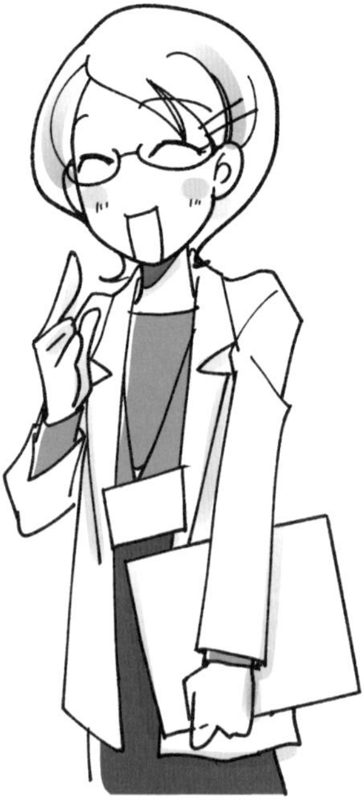
◎担任の先生
養護の先生

2 摂食障害は予防が大事です！
早く気がつけば、回復も早く、再発も予防できます。

摂食障害の「扉」を開けないで！
「扉」の前で悩んでいる間が大事！

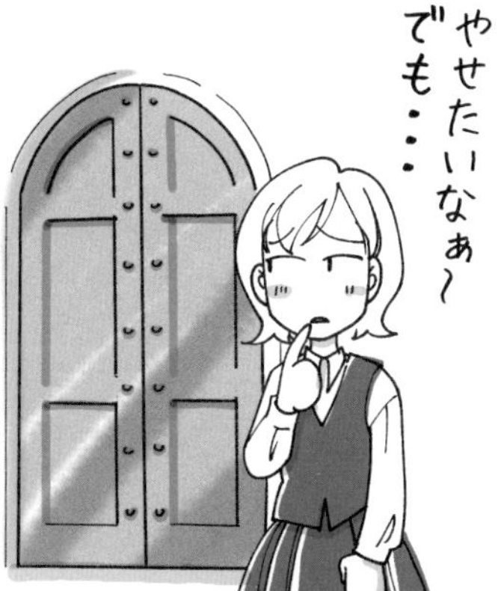
やせたいなぁ〜
でも…

一度「扉」を開けてしまうと
何年も苦しむことがあります。

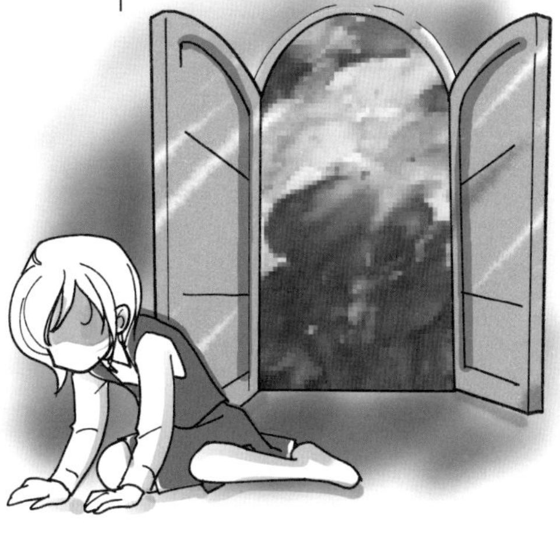

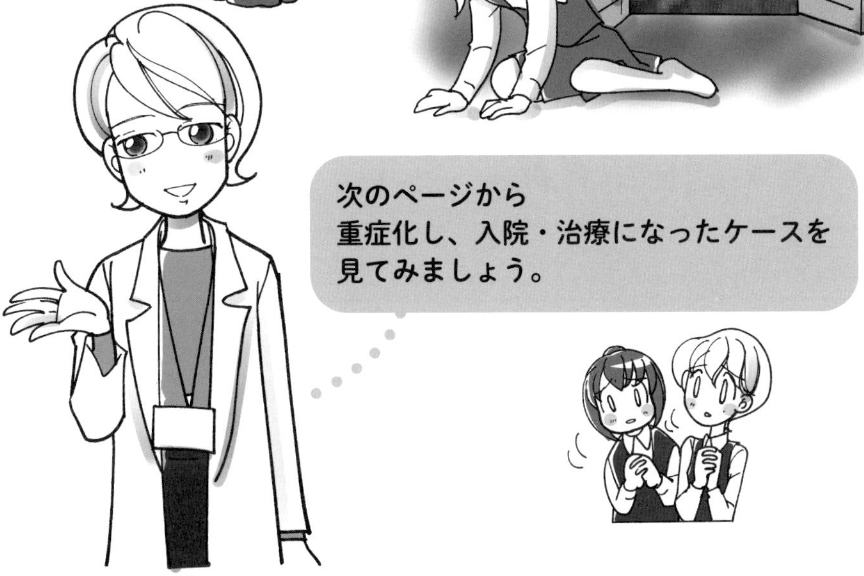
次のページから
重症化し、入院・治療になったケースを
見てみましょう。

Chapter ⑦

摂食障害はどんな治療をするの？

case 1.　入院から退院までの流れ

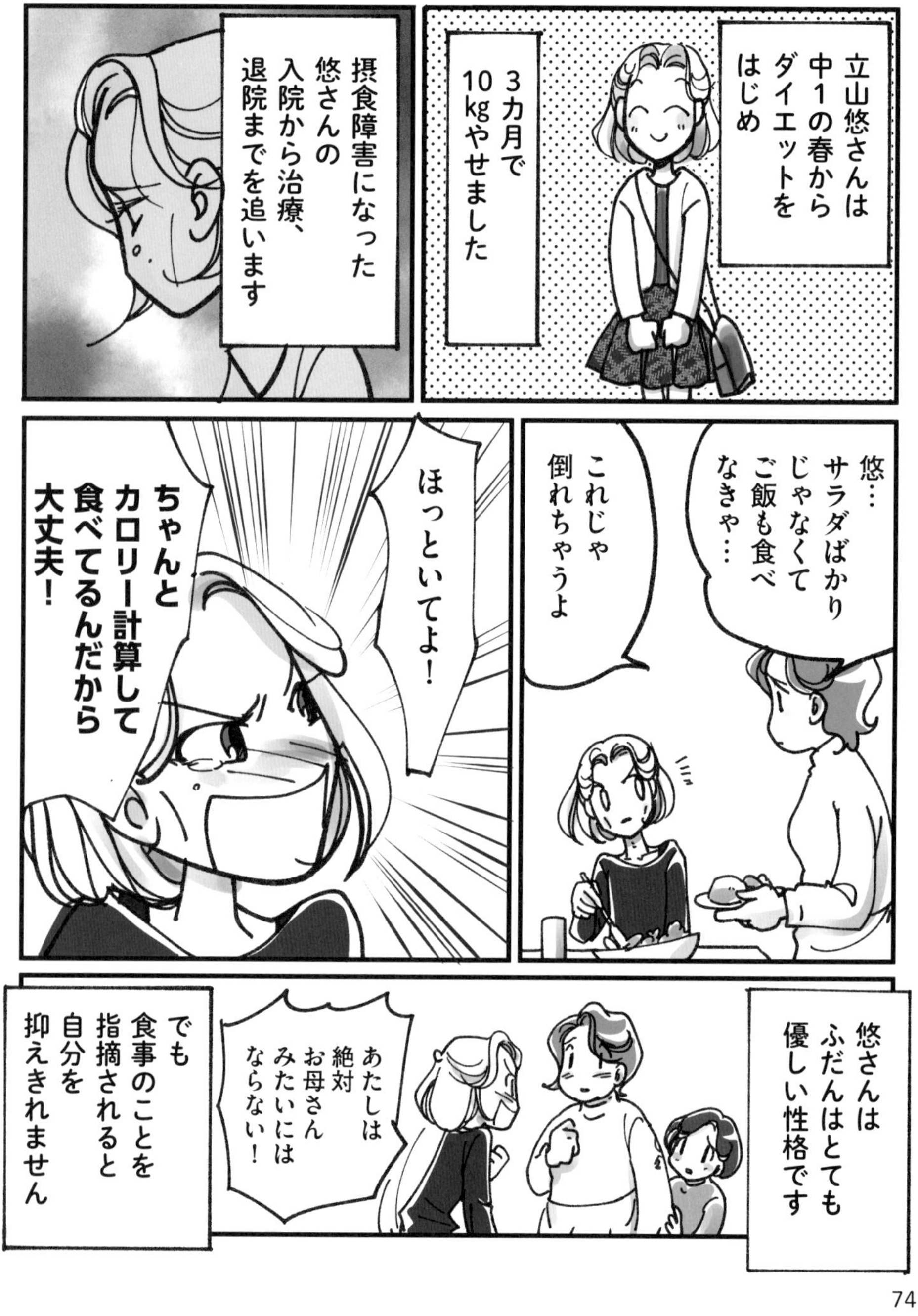

立山悠さんは中1の春からダイエットをはじめ
3カ月で10kgやせました
摂食障害になった悠さんの入院から治療、退院までを追います
悠…サラダばかりじゃなくてご飯も食べなきゃ…
これじゃ倒れちゃうよ
ほっといてよ！
ちゃんとカロリー計算して食べてるんだから大丈夫！
悠さんはふだんはとても優しい性格です
あたしは絶対お母さんみたいにはならない！
でも食事のことを指摘されると自分を抑えきれません

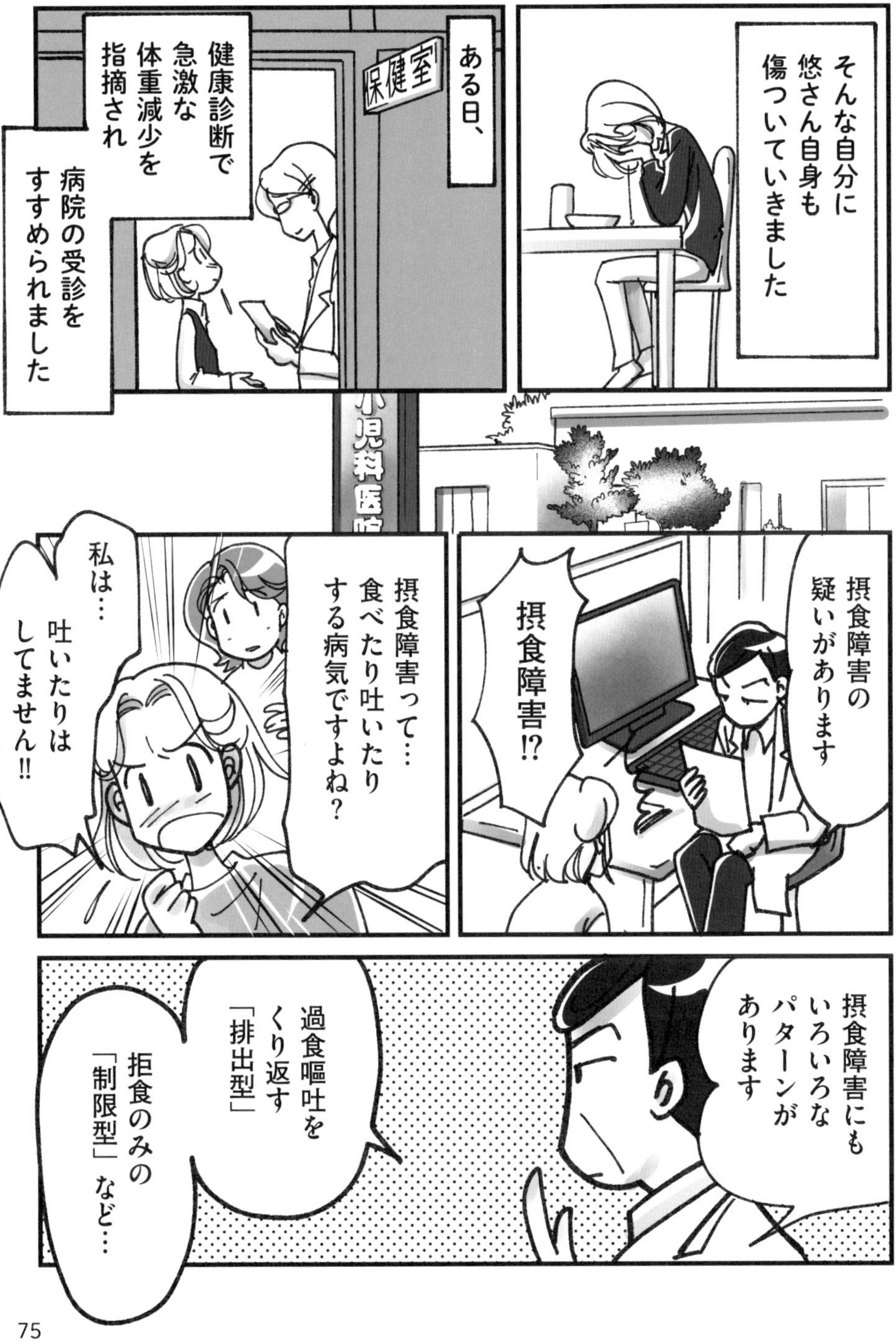
そんな自分に悠さん自身も傷ついていきました
保健室
ある日、
健康診断で急激な体重減少を指摘され
病院の受診をすすめられました
小児科医
摂食障害の疑いがあります
摂食障害!?
摂食障害って…食べたり吐いたりする病気ですよね?
私は…
吐いたりはしてません!!
摂食障害にもいろいろなパターンがあります
過食嘔吐をくり返す「排出型」
拒食のみの「制限型」など…

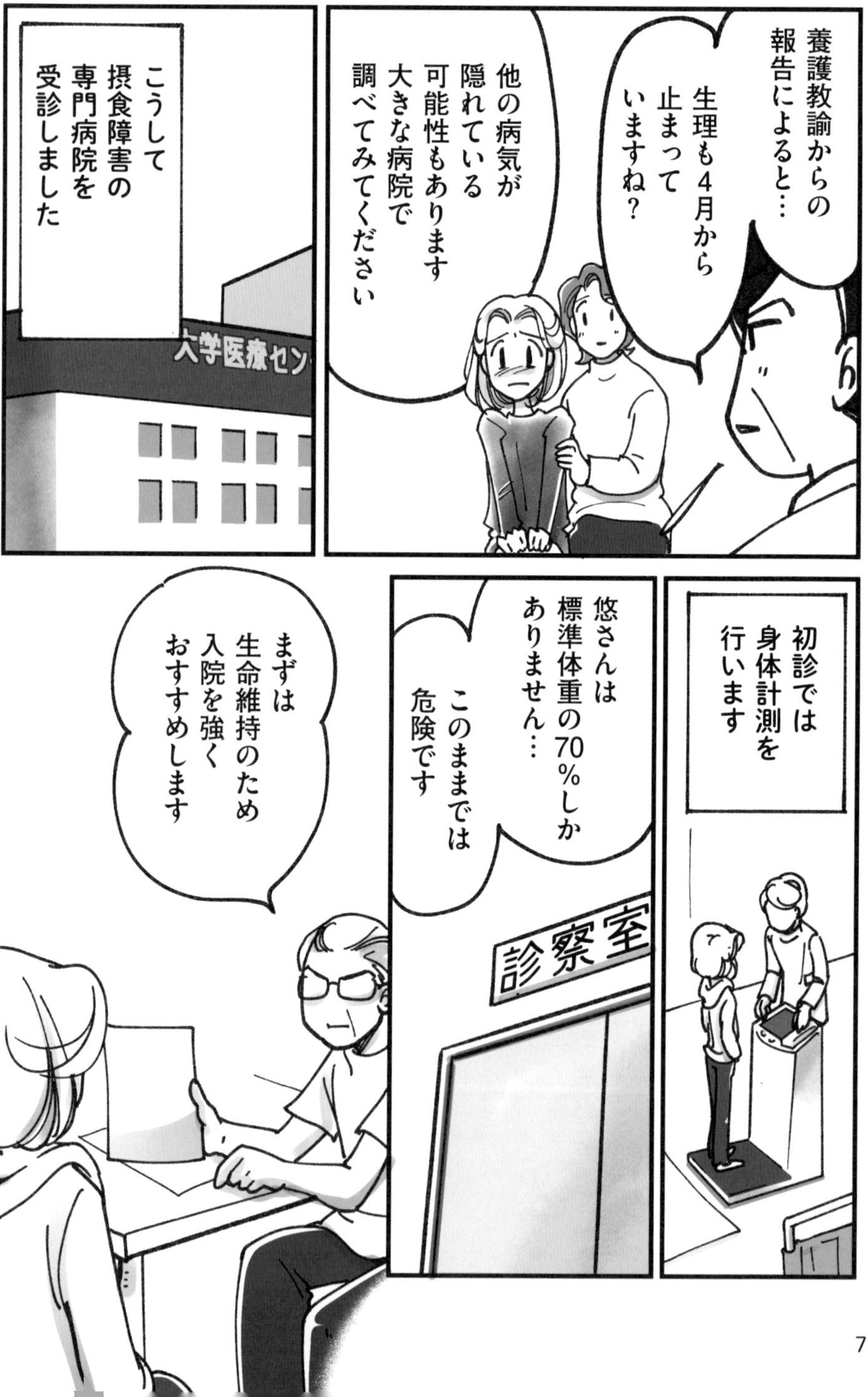
養護教諭からの報告によると…
生理も4月から止まっていますね？
他の病気が隠れている可能性もあります大きな病院で調べてみてください
こうして摂食障害の専門病院を受診しました
大学医療セン
初診では身体計測を行います
悠さんは標準体重の70％しかありません…
このままでは危険です
診察室
まずは生命維持のため入院を強くおすすめします

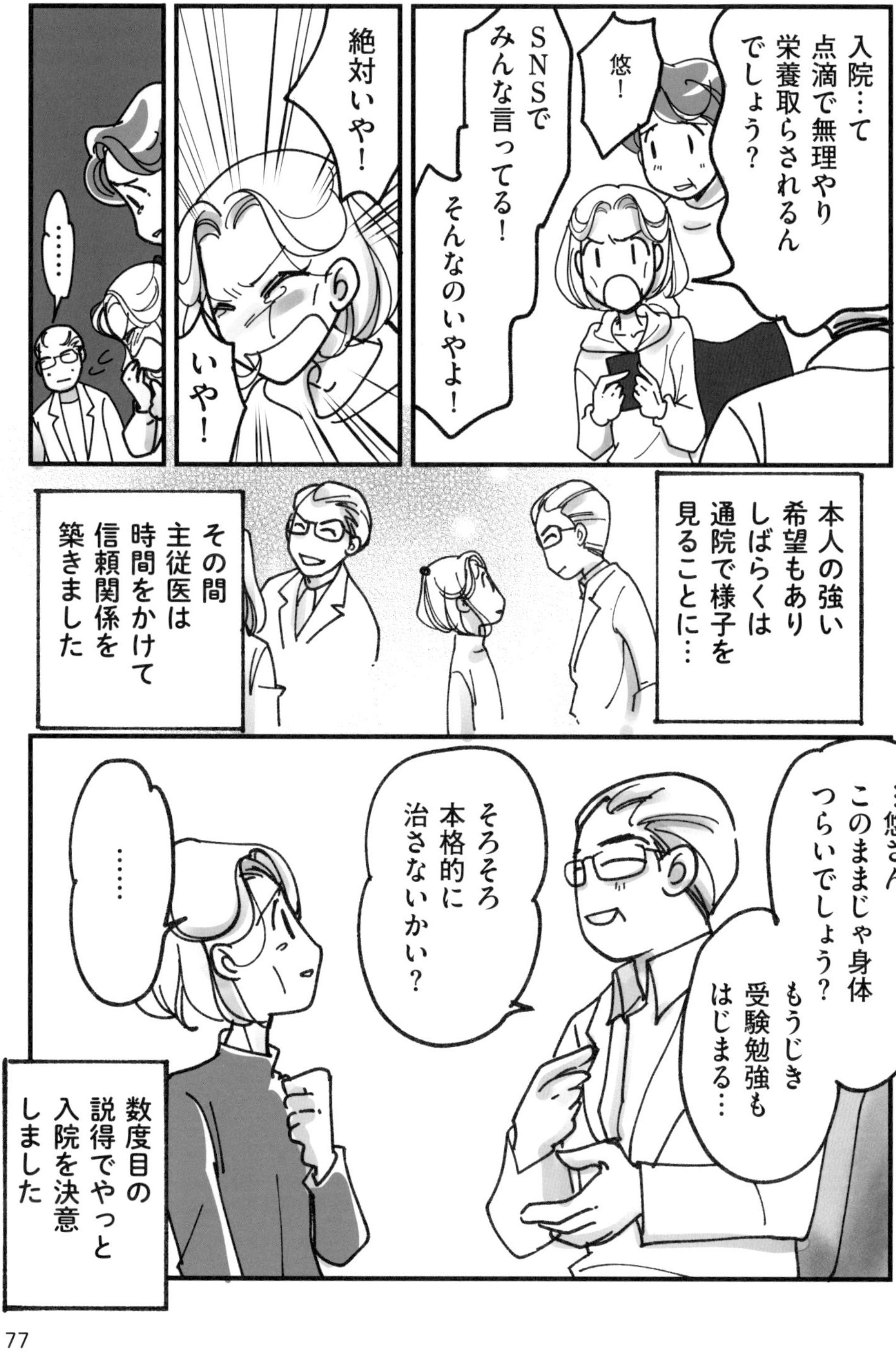

入院…て点滴で無理やり栄養取らされるんでしょう?
悠!
SNSでみんな言ってる! そんなのいやよ!
絶対いや!
いや!
……
本人の強い希望もありしばらくは通院で様子を見ることに…
その間主従医は時間をかけて信頼関係を築きました
…悠さんこのままじゃ身体つらいでしょう?
もうじき受験勉強もはじまる…
そろそろ本格的に治さないかい?
……
数度目の説得でやっと入院を決意しました

入院治療のはじまり

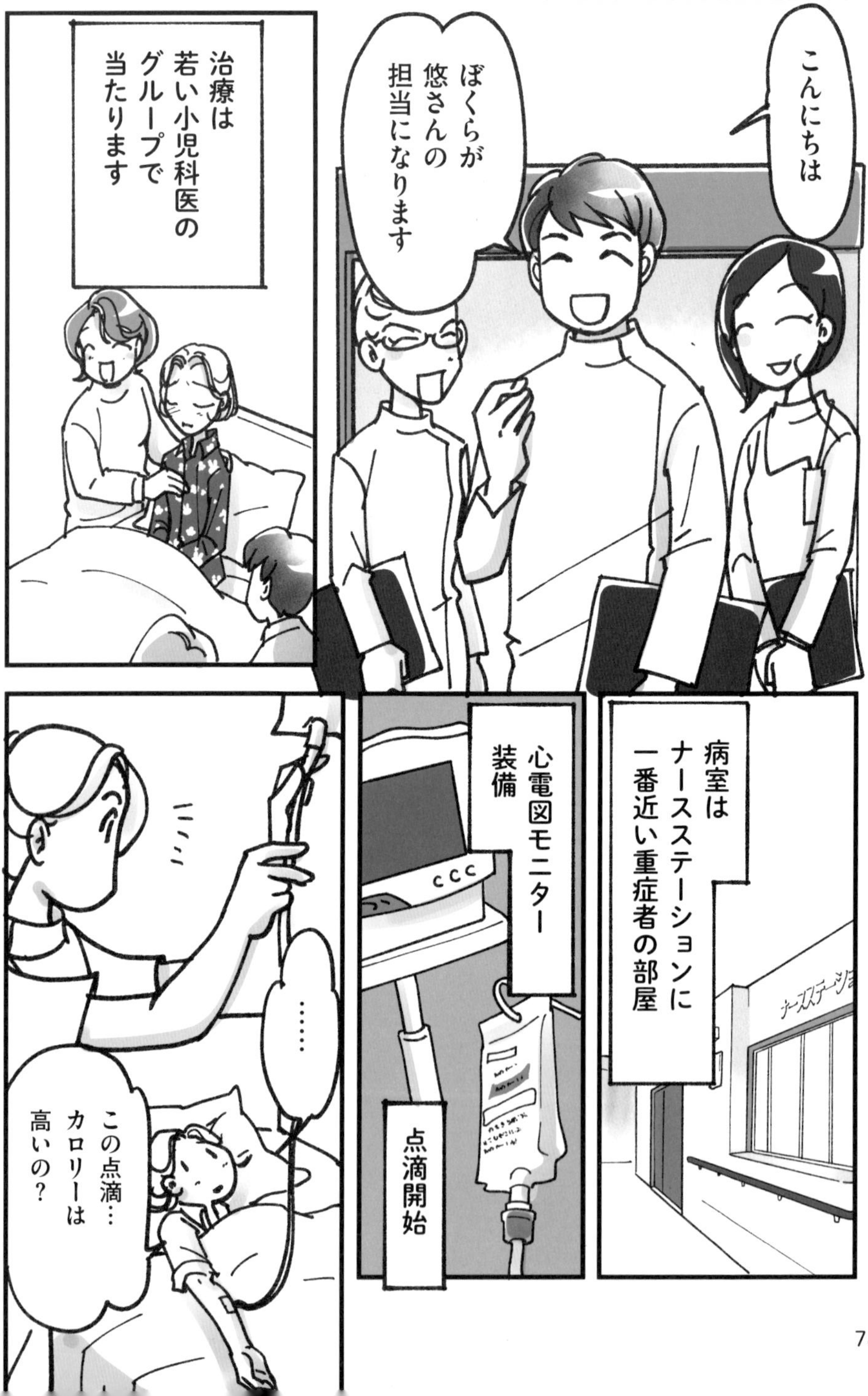

こんにちは
ぼくらが悠さんの担当になります
治療は若い小児科医のグループで当たります
病室はナースステーションに一番近い重症者の部屋
心電図モニター装備
点滴開始
……
この点滴…カロリーは高いの?

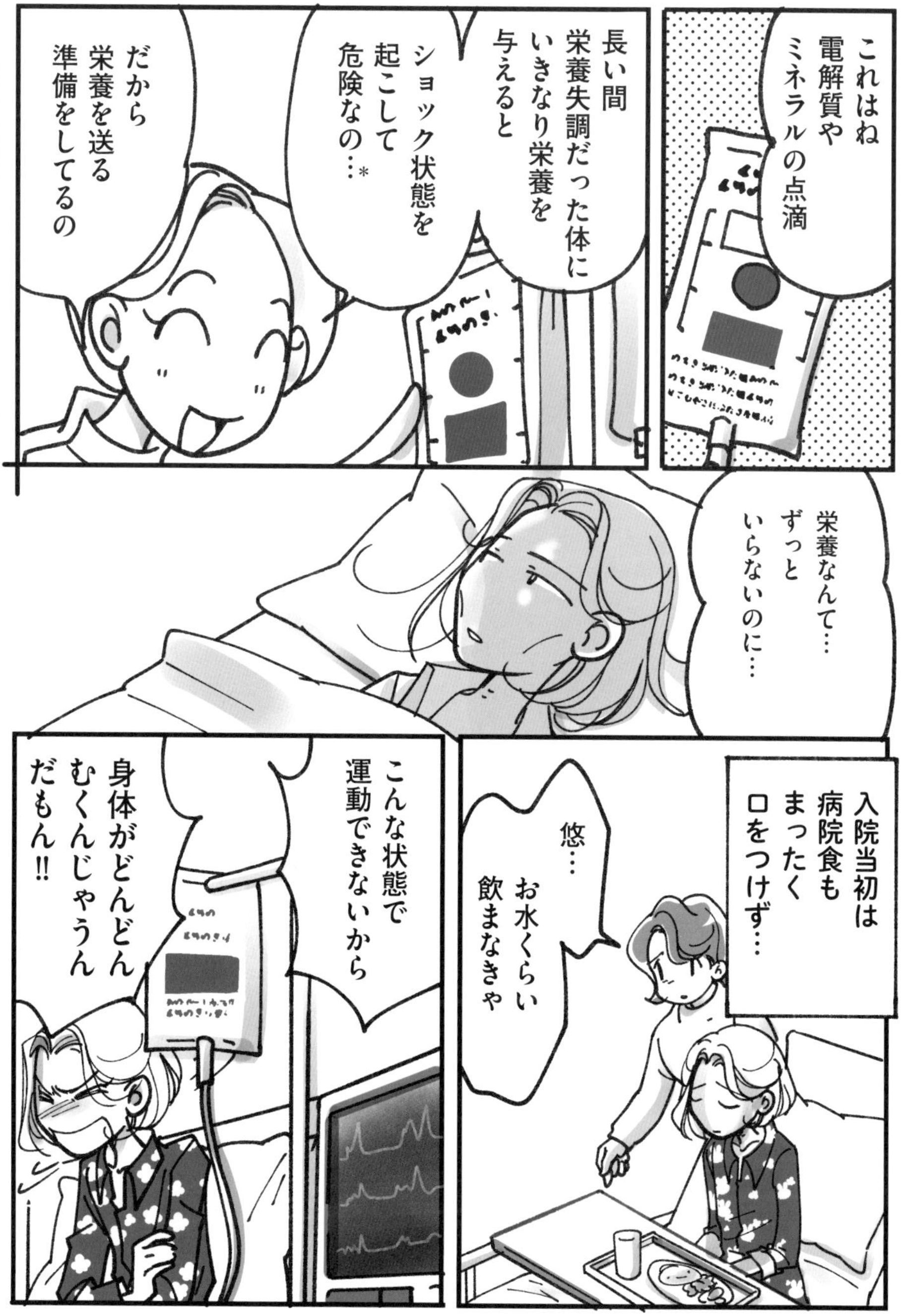
これはね
電解質や
ミネラルの点滴
長い間
栄養失調だった体に
いきなり栄養を
与えると
ショック状態を
起こして
危険なの…＊
だから
栄養を送る
準備をしてるの
栄養なんて…
ずっと
いらないのに…
入院当初は
病院食も
まったく
口をつけず…
悠…
お水くらい
飲まなきゃ
こんな状態で
運動できないから
身体がどんどん
むくんじゃうん
だもん!!

＊再栄養症候群 114・116ページ参照

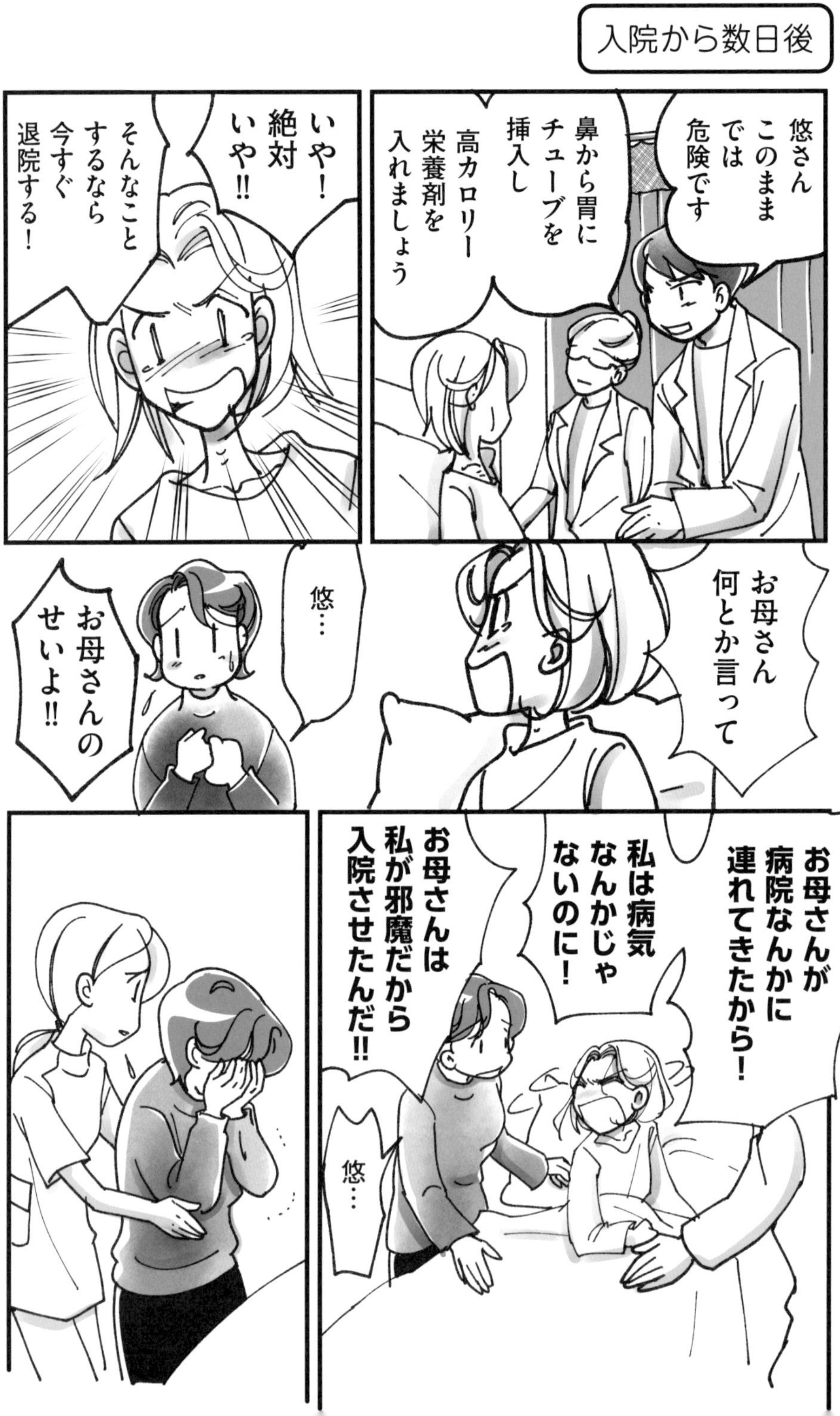
入院から数日後
悠さん このままでは危険です
鼻から胃にチューブを挿入し 高カロリー栄養剤を入れましょう
いや！ 絶対いや!!
そんなことするなら今すぐ退院する！
お母さん 何とか言って
悠…
お母さんのせいよ!!
お母さんが病院なんかに連れてきたから！
私は病気なんかじゃないのに！
お母さんは私が邪魔だから入院させたんだ!!
悠…

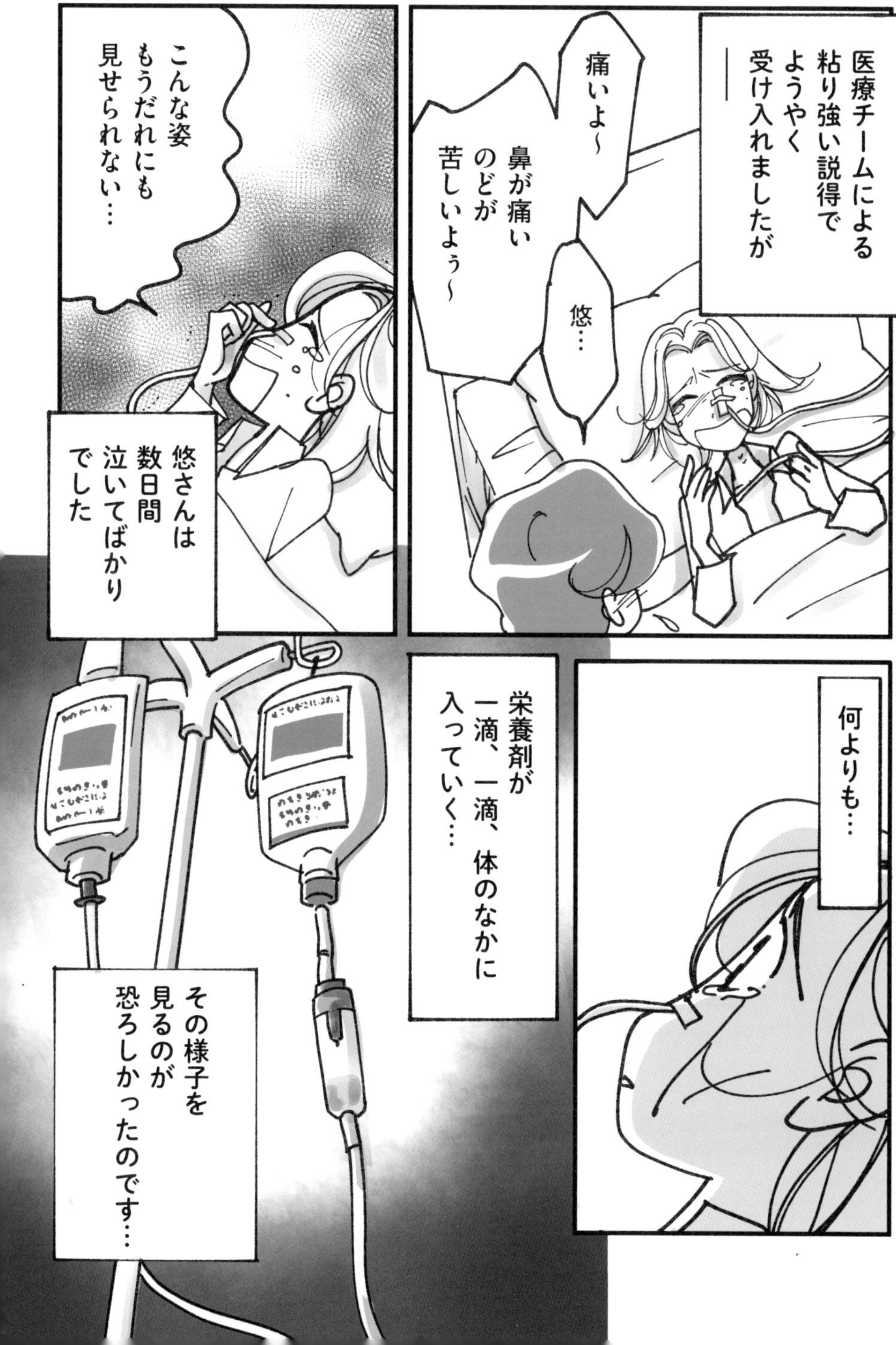
医療チームによる粘り強い説得でようやく受け入れましたが——
痛いよ〜 鼻が痛い のどが苦しいよぅ〜
悠…
こんな姿 もうだれにも見せられない…
悠さんは数日間泣いてばかりでした
何よりも…
栄養剤が一滴、一滴、体のなかに入っていく…
その様子を見るのが恐ろしかったのです…

入院数週間目

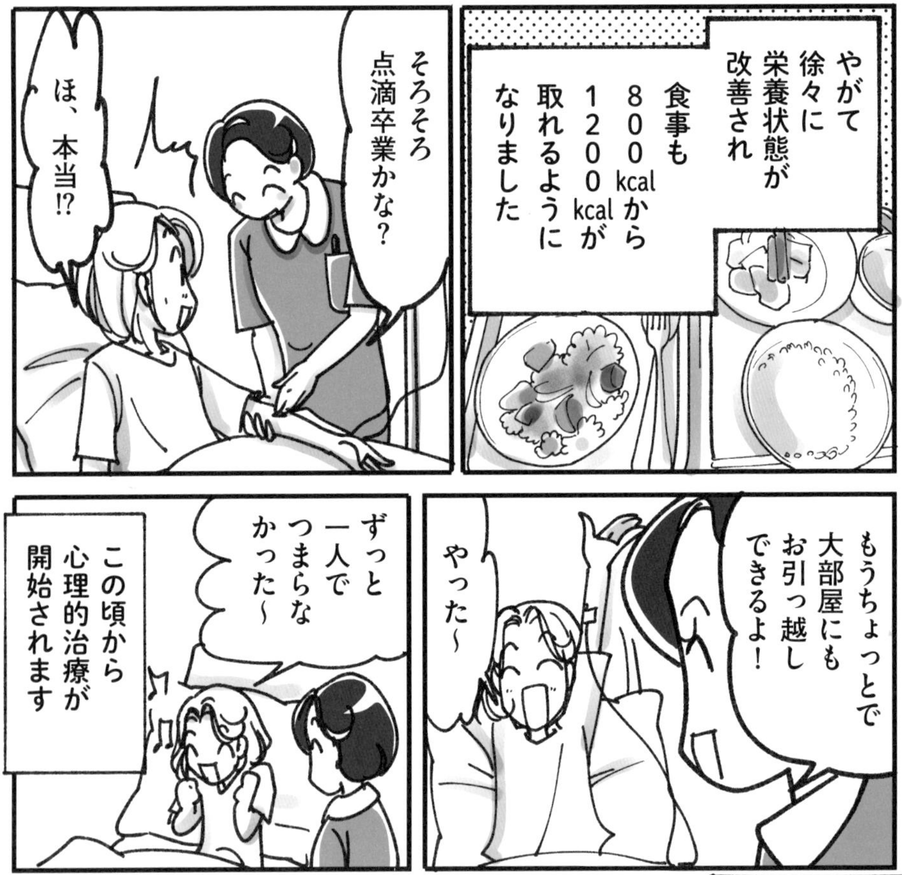
やがて徐々に栄養状態が改善され
食事も800kcalから1200kcalが取れるようになりました
そろそろ点滴卒業かな?
ほ、本当⁉
もうちょっとで大部屋にもお引っ越しできるよ!
やった~
ずっと一人でつまらなかった~
この頃から心理的治療が開始されます

体重が増えるごとに（このケースでは500gずつ）行動の自由度を上げていきます

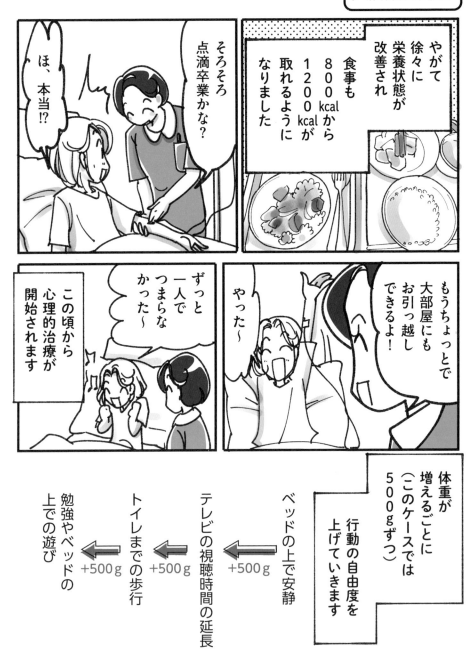

ベッドの上で安静
← +500g
テレビの視聴時間の延長
← +500g
トイレまでの歩行
← +500g
勉強やベッドの上での遊び

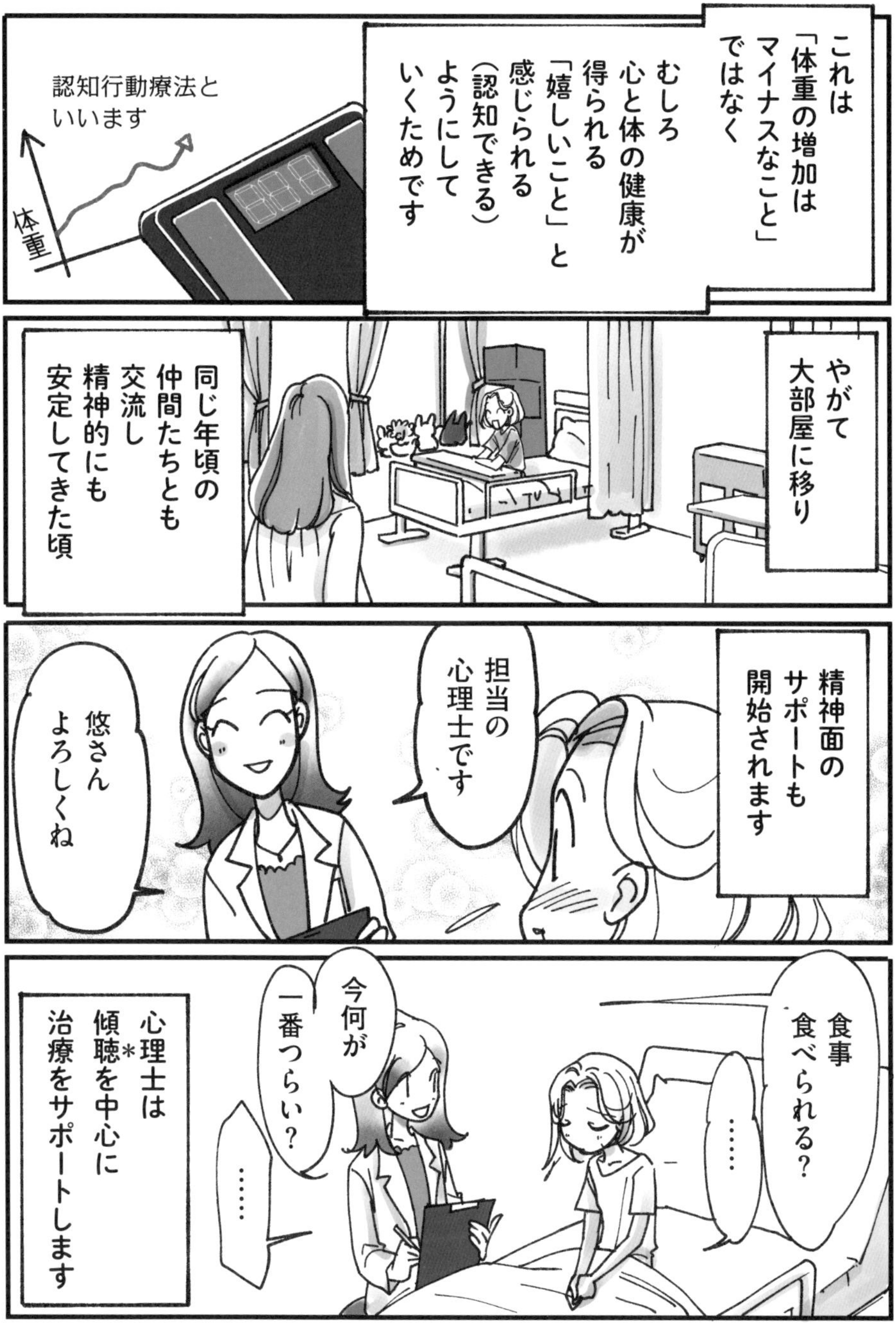
これは「体重の増加は マイナスなこと」 ではなく むしろ 心と体の健康が 得られる 「嬉しいこと」と 感じられる （認知できる） ようにして いくためです
認知行動療法と いいます
体重
やがて 大部屋に移り
同じ年頃の 仲間たちとも 交流し 精神的にも 安定してきた頃
精神面の サポートも 開始されます
担当の 心理士です
悠さん よろしくね
食事 食べられる？
……
今何が 一番つらい？
……
心理士は 傾聴＊を中心に 治療をサポートします

＊傾聴 相手の話に共感しながら熱心に聞くこと。カウンセリングの技法の一つ。

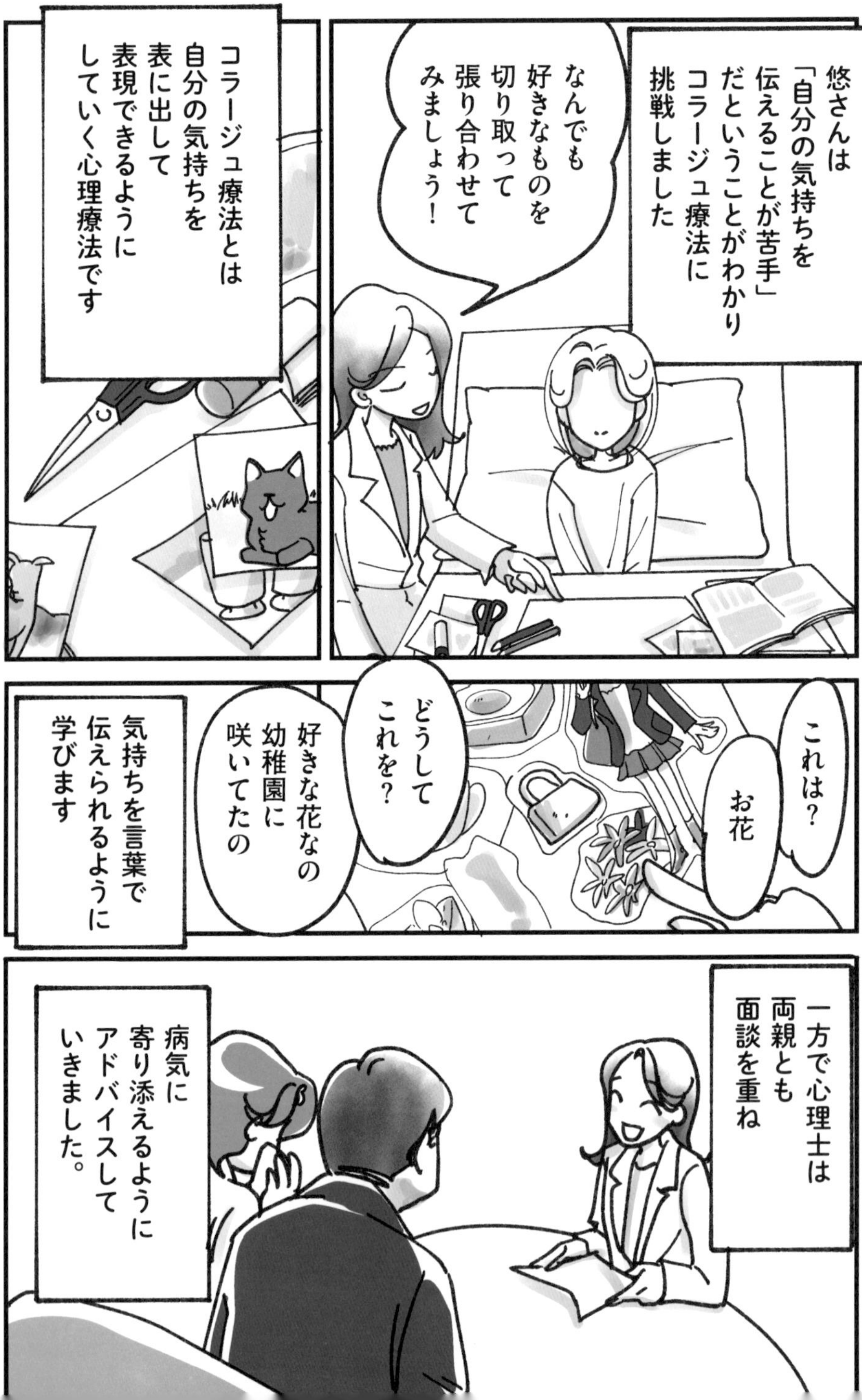

悠さんは「自分の気持ちを伝えることが苦手」だということがわかりコラージュ療法に挑戦しました
なんでも好きなものを切り取って張り合わせてみましょう!
コラージュ療法とは自分の気持ちを表に出して表現できるようにしていく心理療法です
これは?
お花
どうしてこれを?
好きな花なの幼稚園に咲いてたの
気持ちを言葉で伝えられるように学びます
一方で心理士は両親とも面談を重ね
病気に寄り添えるようにアドバイスしていきました。

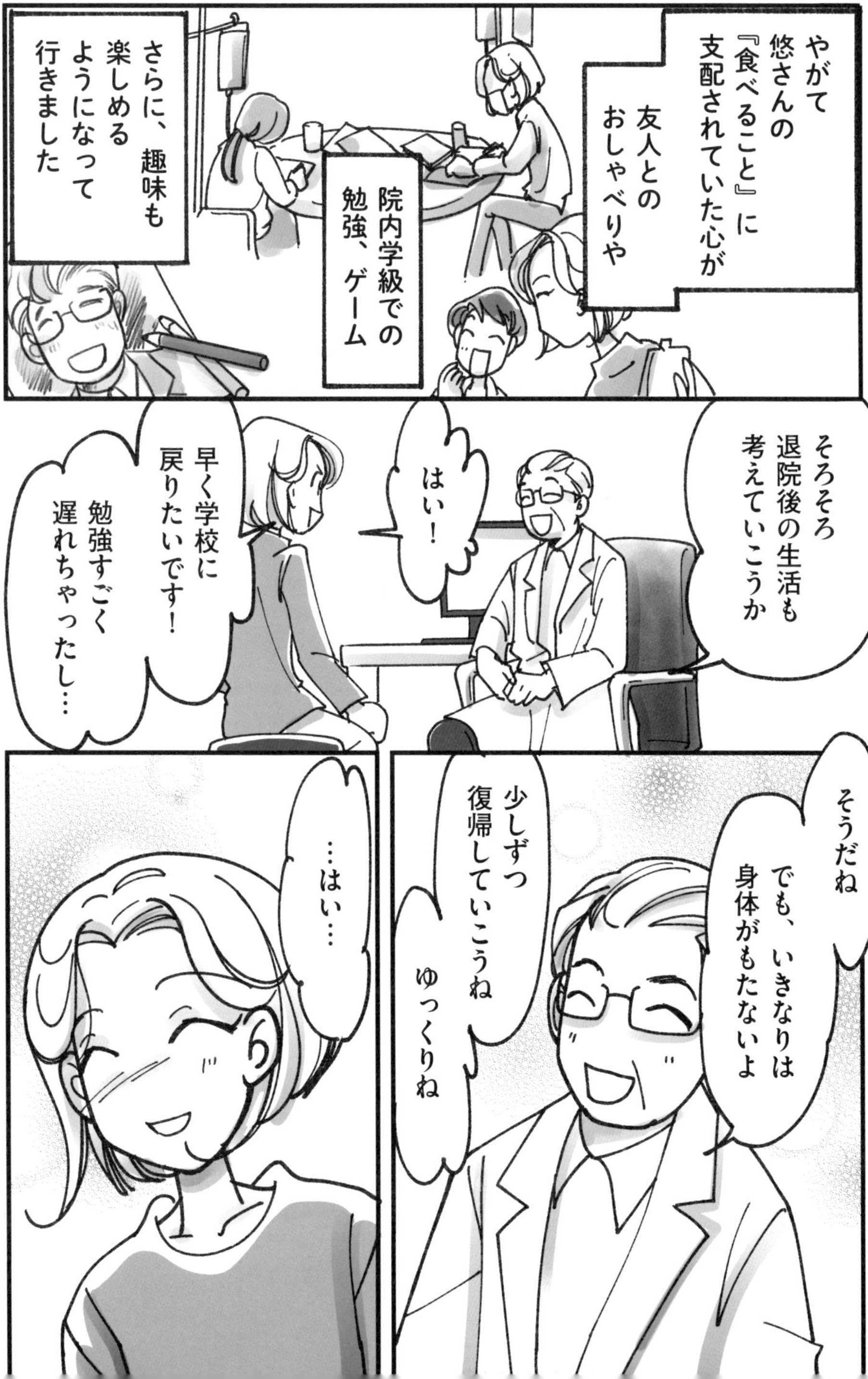
やがて
悠さんの
『食べること』に
支配されていた心が
友人との
おしゃべりや
院内学級での
勉強、ゲーム
さらに、趣味も
楽しめる
ようになって
行きました
そろそろ
退院後の生活も
考えていこうか
はい!
早く学校に
戻りたいです!
勉強すごく
遅れちゃったし…
そうだね
でも、いきなりは
身体がもたないよ
少しずつ
復帰していこうね
ゆっくりね
…はい…

退院後

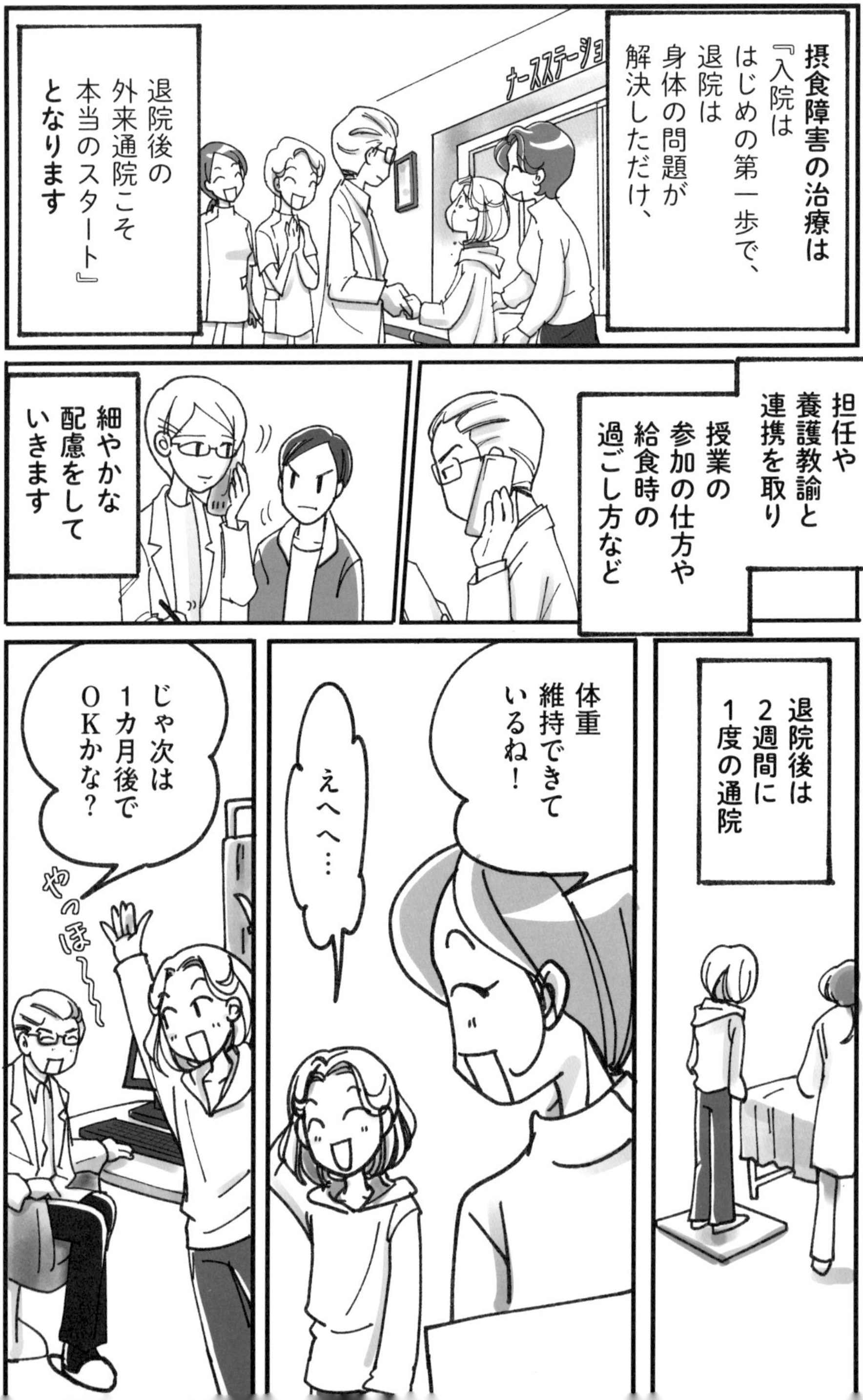
摂食障害の治療は
『入院は
はじめの第一歩で、
退院は
身体の問題が
解決しただけ、
ナースステーショ
退院後の
外来通院こそ
本当のスタート』
となります
担任や
養護教諭と
連携を取り
授業の
参加の仕方や
給食時の
過ごし方など
細やかな
配慮をして
いきます
退院後は
2週間に
1度の通院
体重
維持できて
いるね！
えへへ…
じゃ次は
1カ月後で
OKかな？
やっほ～～～

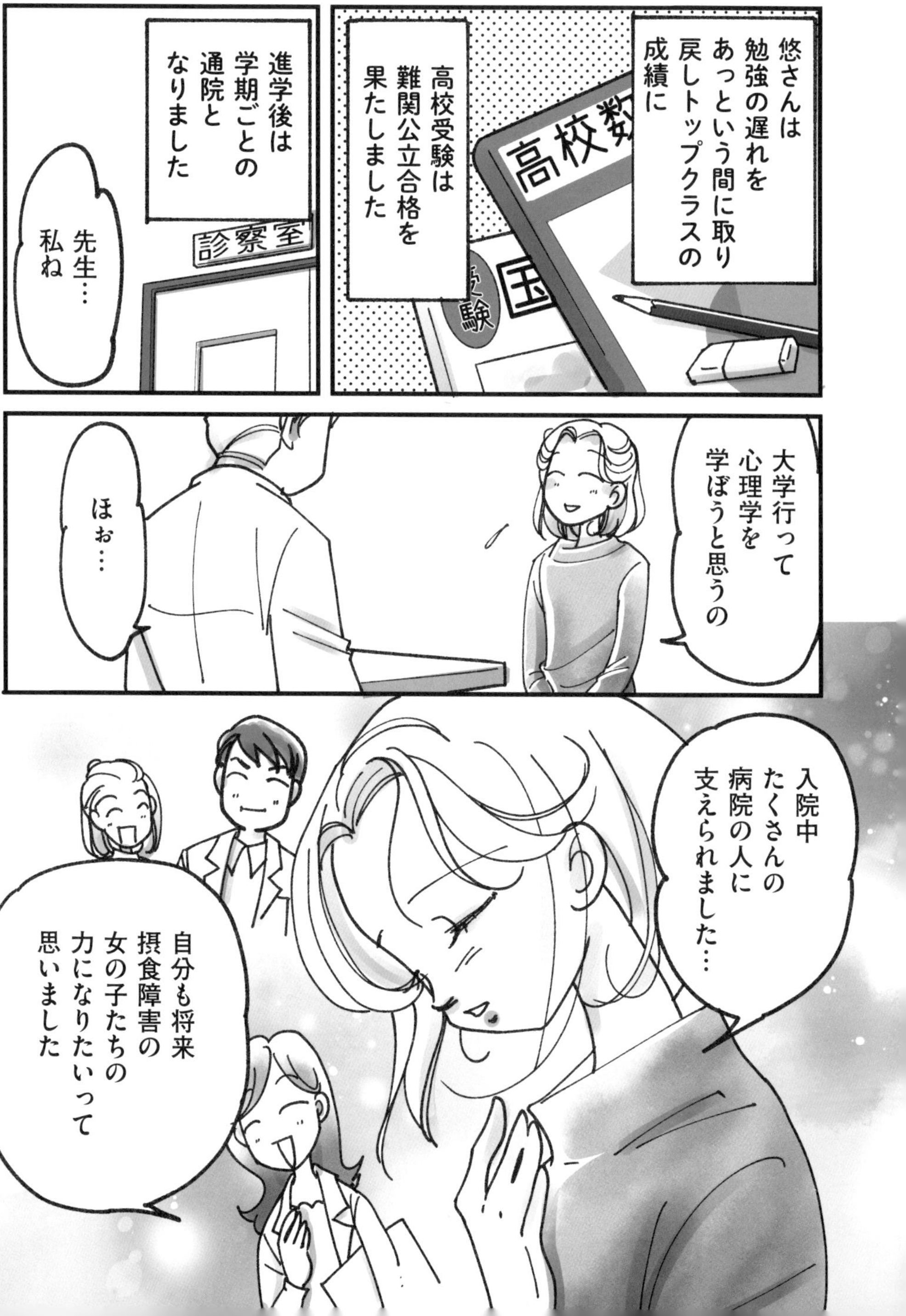
悠さんは勉強の遅れをあっという間に取り戻しトップクラスの成績に
高校受験は難関公立合格を果たしました
進学後は学期ごとの通院となりました
診察室
先生…私ね
大学行って心理学を学ぼうと思うの
ほぉ…
入院中たくさんの病院の人に支えられました…
自分も将来摂食障害の女の子たちの力になりたいって思いました

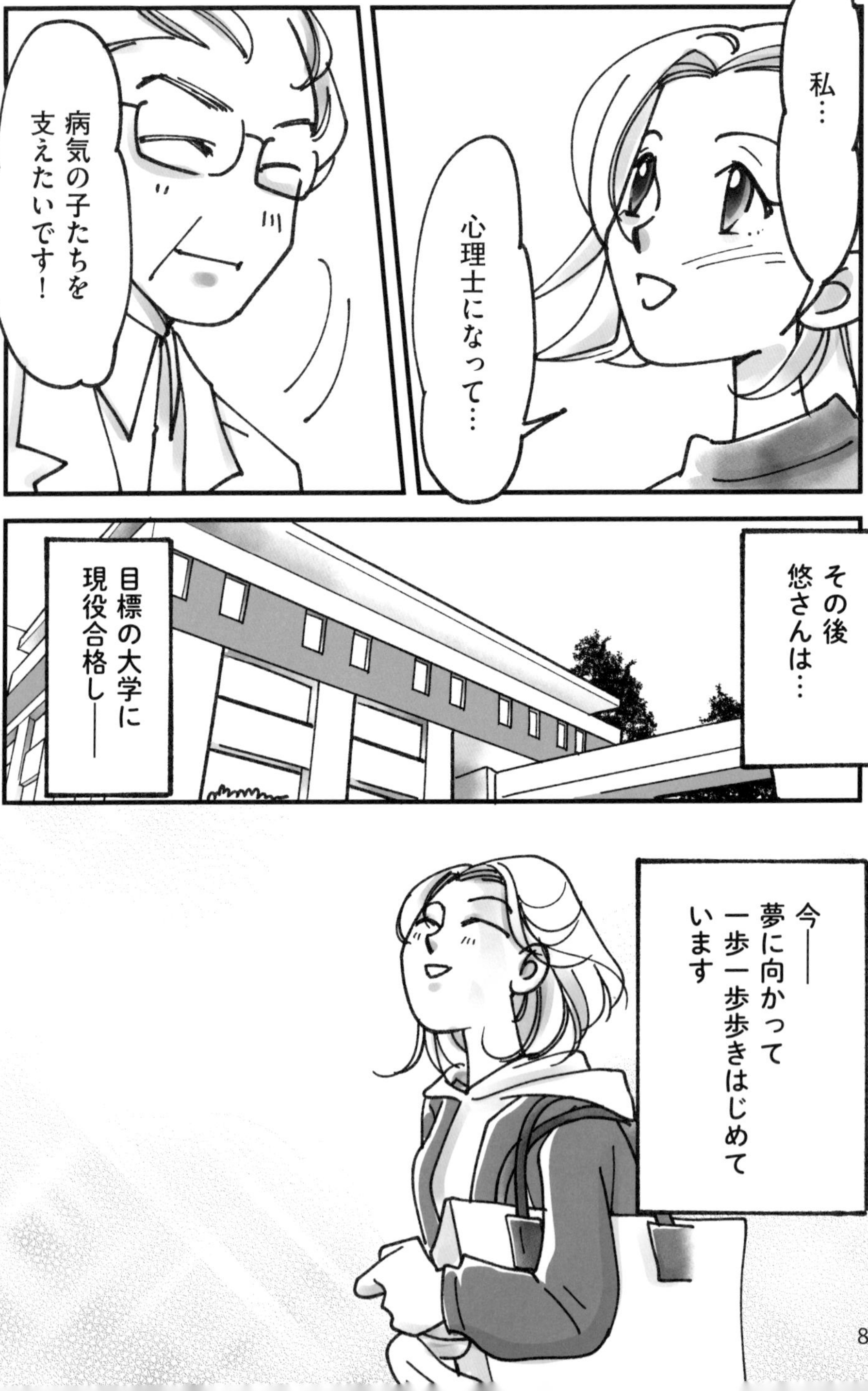
私…
心理士になって…
病気の子たちを支えたいです！
その後悠さんは…
目標の大学に現役合格し——
今——夢に向かって一歩一歩歩きはじめています

摂食障害の私からあなたへ…

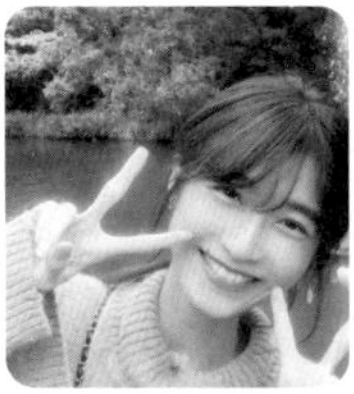

鎌田彩加 さん

私からみなさんに質問です。みなさんは、自分のことを大切にできていますか？　自分のことが好きですか？　自分の好きなところをいくつ言葉にすることができますか？この質問を頭の片隅に置きながら私からのメッセージを読んでもらえたら嬉しいです。

私は現在 27 歳です。高校 2 年生、17 歳の春に「摂食障害」を発症しました。きっかけは「3 キロやせよう！」と友だちとはじめたダイエットでした。どこにでもある会話から、この病気につながってしまうのです 。食べることが大好きで、おかわりなんて当たり前！　それまで、体重も体型も気にしたことがなかった私の身体は、気づけば 25 キロになっていました。

いつのまにか食べ物を見ることも口に入れることも飲み込むこともすべてが〝怖い〟という感情に変わってしまったのです。二の腕も片手で掴めてしまうほどの細さでした。胃に入れてしまった食べ物はすべて吐き出さないといられません。そのためだったら一日中トイレにこもります。あの頃の私は、身体にある食べ物を何としてでも外に出す、そのためだけに生きていました。朝と夜の体重は同じでなくては許せなかったのです。苦しくて苦しくて、本当は普通でありたいのに、体も心もそれを許してくれなくなってしまっていました。「摂食障害」はどんどん自分を自分でいられなくしてしまいます。水を飲み込むことさえ、怖いと感じてしまう病気なのです。

私の喉には呼吸をするための穴があいています。摂食障害の治療で人工呼吸器をつけたときにできた気管内の傷が、呼吸をする道を塞いでしまい、気道切開をしたからです。その頃は、身体に栄養がまったくなく、すぐ治る傷さえも治らなくなっていました。だれもが気軽に行う「ダイエット」が、私のように取り返しのつかない病気や症状につながってしまうこともあるのです。

本来、自分の命より大切なものってほかにありません。その大切な命より守るべきものをつくってしまう、これが「摂食障害」の怖さだと私は思います。

私は、あなたの好きなもの、時間、人、場所をたくさんたくさん見つけ出してほしいと伝えたいです。大事にしてきたあなたのなかの「好き」は、私のように自分を保てなくなったとき、自分を守ってくれる存在に必ず変わってくれます。必ず。

この本が、少しでも、今より笑顔になれるヒントになることを願います。

摂食障害の治療の流れ

1 病院を受診

まずは一般の小児科・内科へ。養護の先生や校医と連携を取りながら通院で治療を行います。

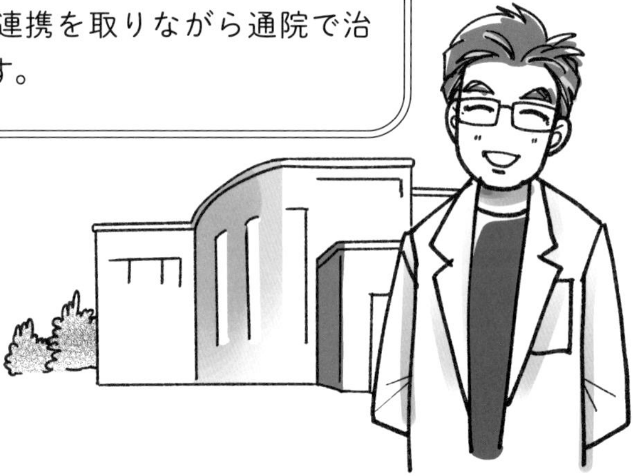

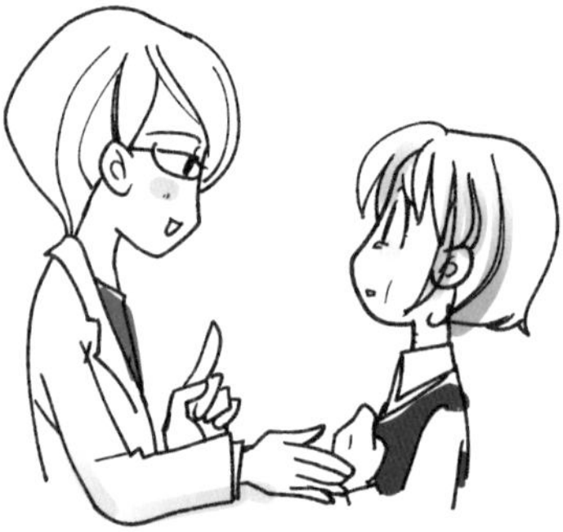

point 1.

日本では摂食障害の専門医が少ないのが現状です。かかりつけ医、養護教員、校医などに相談し、専門治療を行っている小児科、心療内科、精神科につなげてもらうことが大切です。

2 診察

標準体重のマイナス30％、急激な体重低下、心身状態の著しい悪化などの症状があれば入院となります。

3 入院治療

4 退院後のフォロー

病院と家族、養護教諭などが連携し、時間をかけて見守ります。

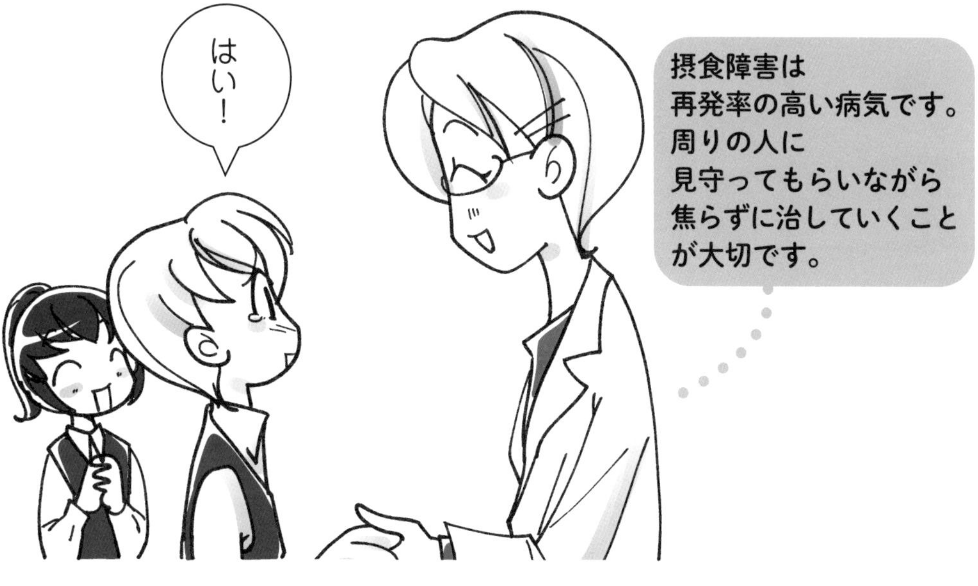
はい！
摂食障害は
再発率の高い病気です。
周りの人に
見守ってもらいながら
焦らずに治していくこと
が大切です。

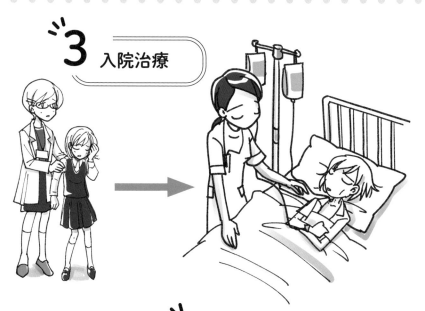

COLUMN SNSに気をつけて！

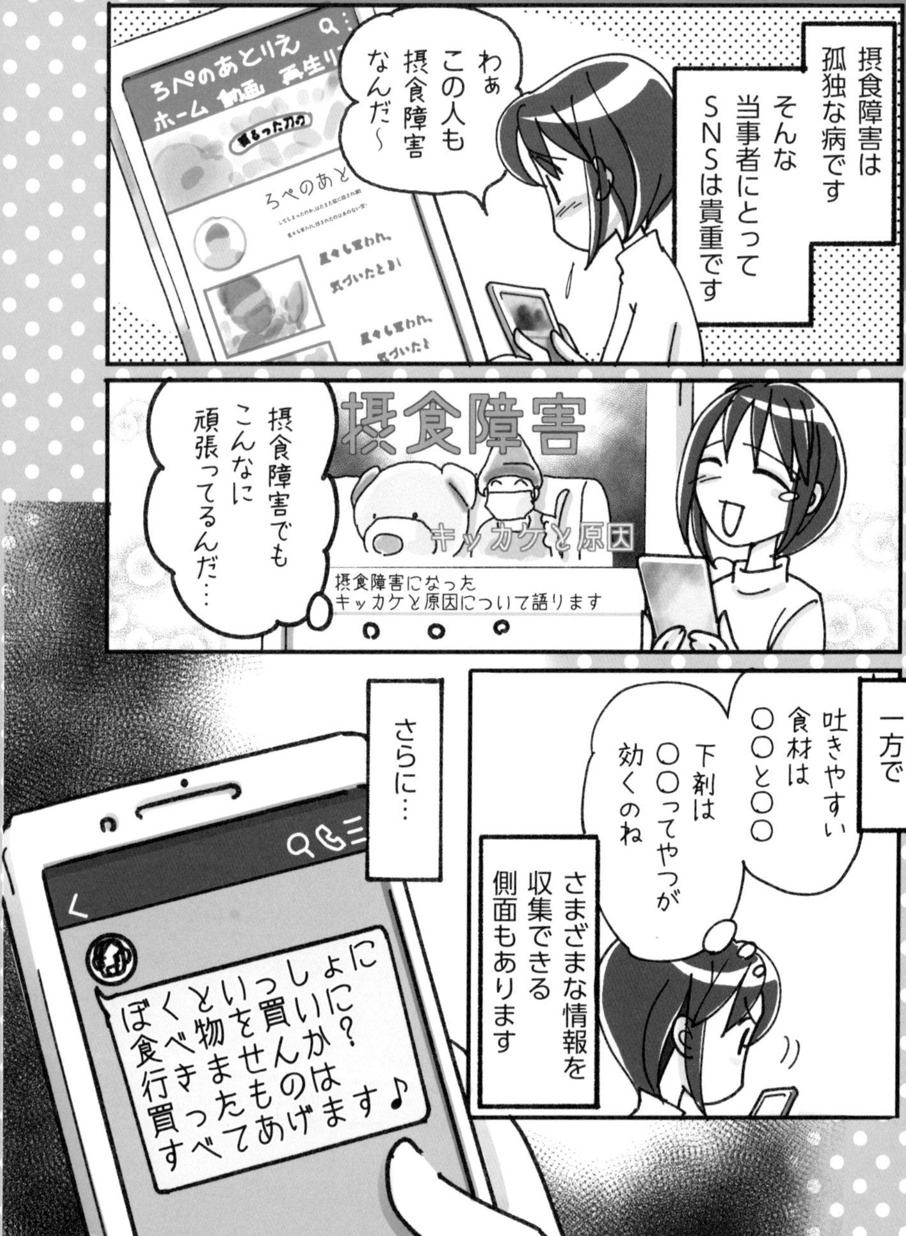
摂食障害は孤独な病です
そんな当事者にとってSNSは貴重です
わぁ この人も摂食障害なんだ〜
ろぺのあとりえ
ホーム 動画
摂食障害でもこんなに頑張ってるんだ…
摂食障害
キッカケと原因
摂食障害になったキッカケと原因について語ります
一方で
吐きやすい食材は〇〇と〇〇 下剤は〇〇ってやつが効くのね
さまざまな情報を収集できる側面もあります
さらに…
ぼくといっしょに食べ物を買いに行きませんか？買ったものはすべてあげます♪

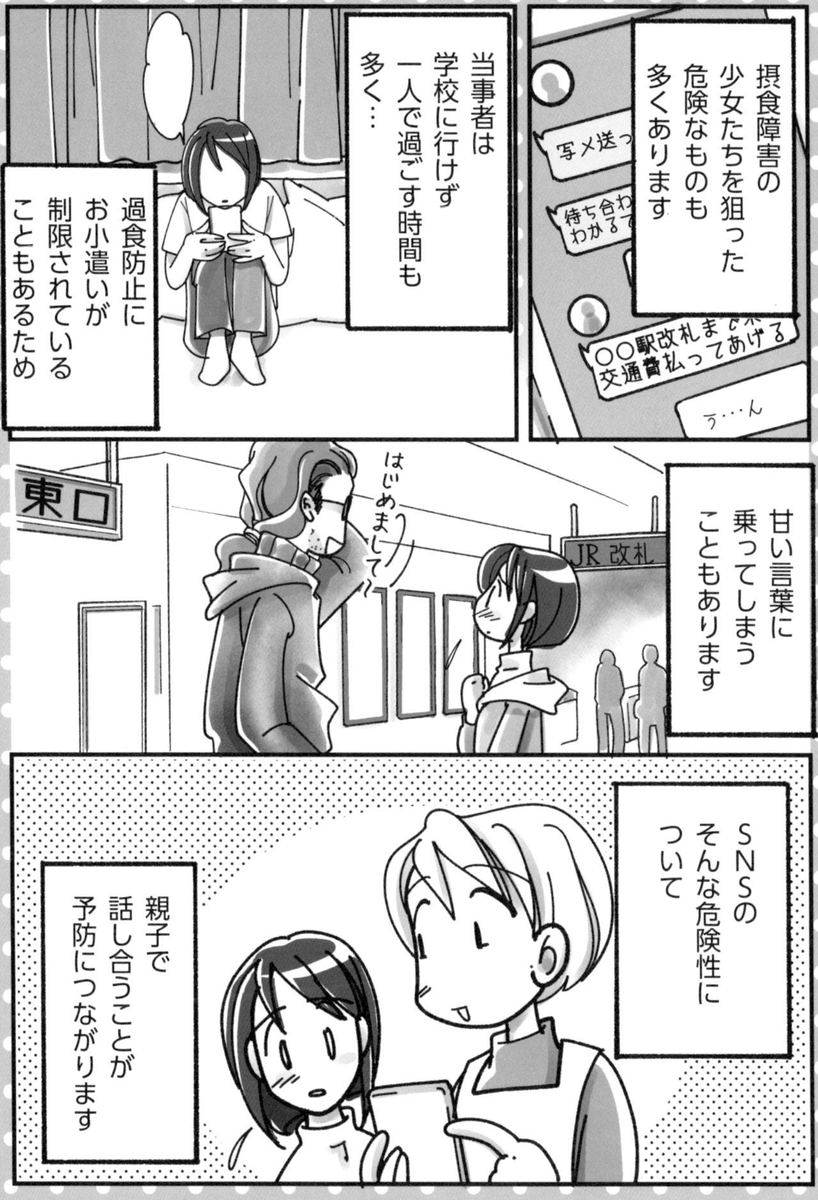
摂食障害の少女たちを狙った危険なものも多くあります
写メ送っ
待ち合わ
わかるで
○○駅改札ま
交通費払ってあげる
う…ん
当事者は学校に行けず一人で過ごす時間も多く…
過食防止にお小遣いが制限されていることもあるため
甘い言葉に乗ってしまうこともあります
JR改札
はじめまして〜
東口
SNSのそんな危険性について
親子で話し合うことが予防につながります

教えて！作田先生

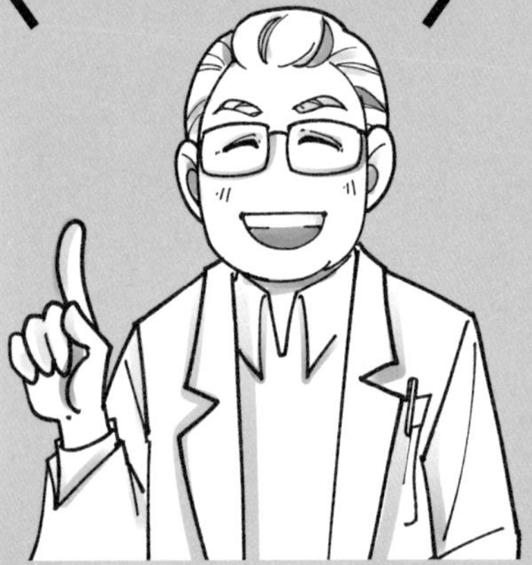

Q1

どこの病院の何科を受診したらいいのか教えてください。

摂食障害かな？　と疑って、病院を初診するとき、重要なのは「著しいやせ」は摂食障害だけが原因ではない、ということです。

摂食障害以外の身体疾患の鑑別が大切です。食欲不振によるやせの原因は、摂食障害以外にも多くの身体疾患が関係しています。

初診時には摂食障害と決めつけず、身体の病気が隠れていないか、内科的な診察を十分に受けることが重要です。

とくに、脳腫瘍（視床下部腫瘍など）、悪性腫瘍（白血病など）、消化器系疾患（消化性潰瘍、胃炎、消化管通過障害、上腸間膜動脈症候群など）、膠原病、糖尿病、甲状腺機能亢進症などです。

とくに脳腫瘍では、やせが進行するとあたかも摂食障害と同様にボディイメージの認知障害が現れる場合があるので、初期診断では頭部MRI検査が必須です。

摂食障害を疑ったら、小児科、内科を受診してください。また、無月経が気になる場合は、まず婦人科を受診してください。摂食障害の人は自分を病気だとは認めないものです。精神科の受診はハードルが高いかもしれません。しかし、身体の症状なら診療を受ける可能性が高いので、まずは身体を調べてもらおうと言って受診をすすめてください。

一般小児科・内科を受診し、さらに専門治療を行っている小児科、心療内科、精神科の紹介を受けるのが良いと思います。

Q2

子どもが病院に行きたがりません。どうしたらいいですか？

食事を拒否し、みるみるうちにやせが進行していく子どもを家庭で見守る家族の苦労はいかばかりかと思います。

ようやく専門の医師に紹介され診療がはじまったのに、2回目の再診で子どもが受診を強く拒否するケースがあります。せっかく病院で診てもらえたのにと、家族はとても動揺すると思います。
　受診したがらない最大の理由は、本人は「自分は病気じゃないから受診する必要がない」と思い込んでいるからで、摂食障害の患者さんのよくある行動の一つです。
　ここでひとまず冷静になって子どもの身体の状態に気を配りましょう。身体の不具合がいろいろあるはずです。朝起きるのがつらい、体温が低くて手指末端が冷えてこわばる、足がむくんできた、髪が抜けるなど、具体的な身体症状を聞いてあげましょう。
　心の病気と言われるのが一番受診を嫌う理由になりますから、まずは、家族の立場から身体の状態を十分聞いてあげてください。このことは早期発見にもつながります。
　子どもにとって、医師は敵にみえるかもしれません。家族は常に子どもの味方になってください。「食べないから悪い子」ではなく、「食べられないほどしんどさを抱えている」ことを理解してあげましょう。
　家族が「原因探し」をすることは、まったく治療の効果を上げる役には立ちません。なぜ摂食障害になったか？　ではなく、今の摂食障害はどのくらいの重さなのかを知ることが大切です。
　そして、主治医の先生に聞いてください。摂食障害は治りますか？　私は必ず大きな声で「治りますよ」と答えます。

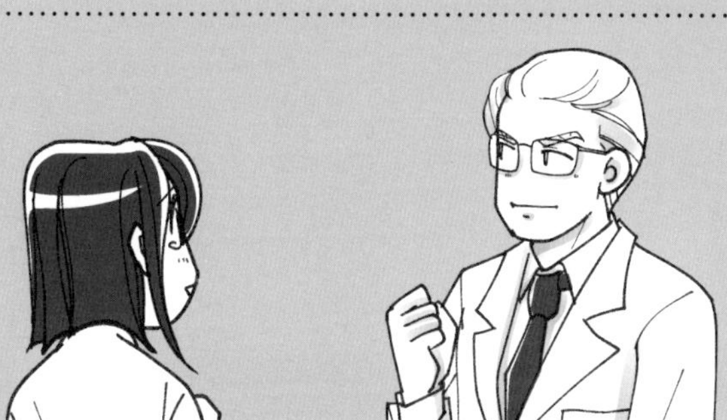

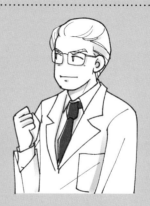

摂食障害の私からあなたへ…

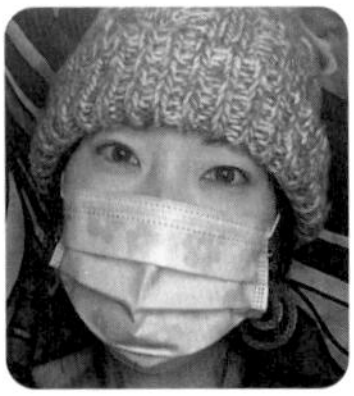

ろぺあゆみ さん

はじめまして。ろぺと申します。私は今、約 20 年近く抱えていた摂食障害の経験を活かして、筆文字の作品を書いたり YouTube で自分を表現したり発信したりしています。

摂食障害を経験した私から、摂食障害のみなさんに伝えたいことがいくつかあります。

まず「みなさんは何も悪くない」ということです。摂食障害になったのはあなたのせいではありません。この病気はさまざま要因が複雑に絡み合って発症しています。環境などの社会的要因、ストレスなどの心理的要因、栄養不足や脳の異常などの生理的要因などが、幾重にも重なり合って病気として現れています。あなたが悪いわけではなく、病気にならざるを得なかった「状況」にあなたがあったということです。あなたがダメな人間だったからではなく、むしろ頑張りすぎた結果なので、自分一人でなんとかしようとせず、周りの人に助けを求めてください。

この病は孤独の病でもあります。人は人のなかでしか生きられませんし、人がいるから「人間」でいられます。人のなかで自分を知り、自分の役割を見出し、そこにつながりを感じます。だからどうか人の温もりや優しさに触れ、心に愛をたくさん与えてあげてください。そして自分の「つながり」や「居場所」を感じてみてください。

それから、病気は悪いもののように思えますが、実はあなたの心や体からのメッセージで、あなたを救おうとしているありがたい存在でもあります。あなたがありのままの「本来の姿」であなたの人生を生きられていないから、病気がそれを知らせに来てくれているのだと思います。

摂食障害という長い長いトンネルのなかでみなさんは「自分」という存在と向き合うことになります。とてもつらいかもしれませんが、この期間はあなたが「本来のあなた」に戻るために必要な時間だと思います。ですので、今は摂食障害を心の拠り所にしながらも、人にも助けてもらいながらゆっくり一歩一歩、自分自身と自分の人生を取り戻していってほしいと思います。きっとこのトンネルを抜けた先には、今までに見たことのない景色とまだ出会ったことのない自分が待っていると思います。

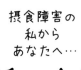

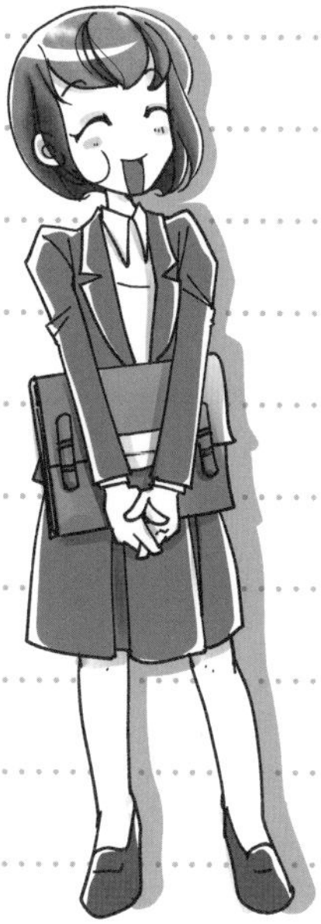

PART 2.

子どもが摂食障害かな？と思ったら…

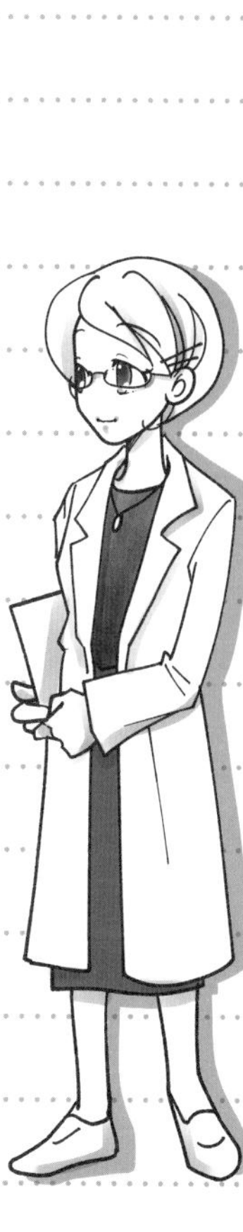

保護者の方へ Chapter 1

子どもの様子が気になったら…

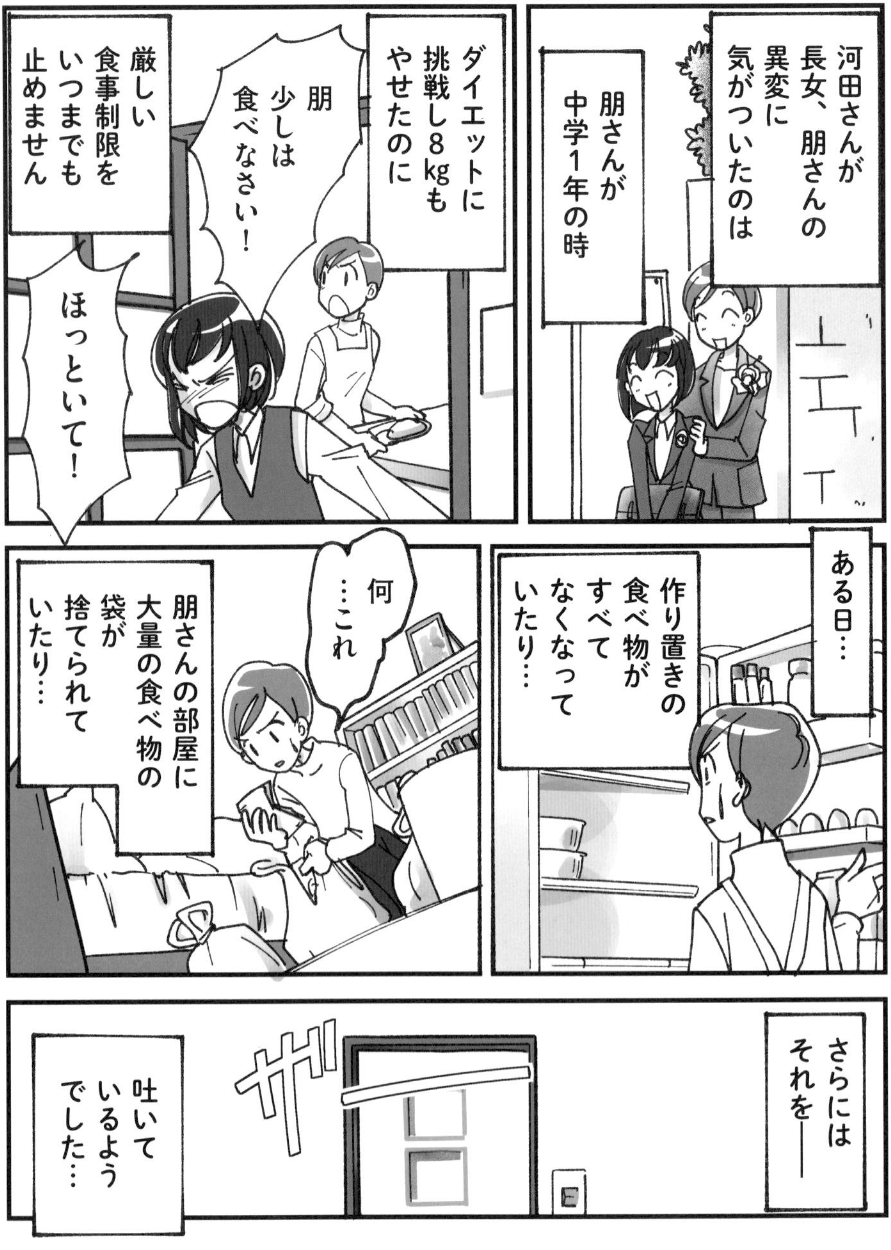
河田さんが長女、朋さんの異変に気がついたのは
朋さんが中学1年の時
ダイエットに挑戦し8kgもやせたのに
朋 少しは食べなさい！
厳しい食事制限をいつまでも止めません
ほっといて！
ある日…
作り置きの食べ物がすべてなくなっていたり…
何…これ
朋さんの部屋に大量の食べ物の袋が捨てられていたり…
さらにはそれを――
ザー
吐いているようでした…

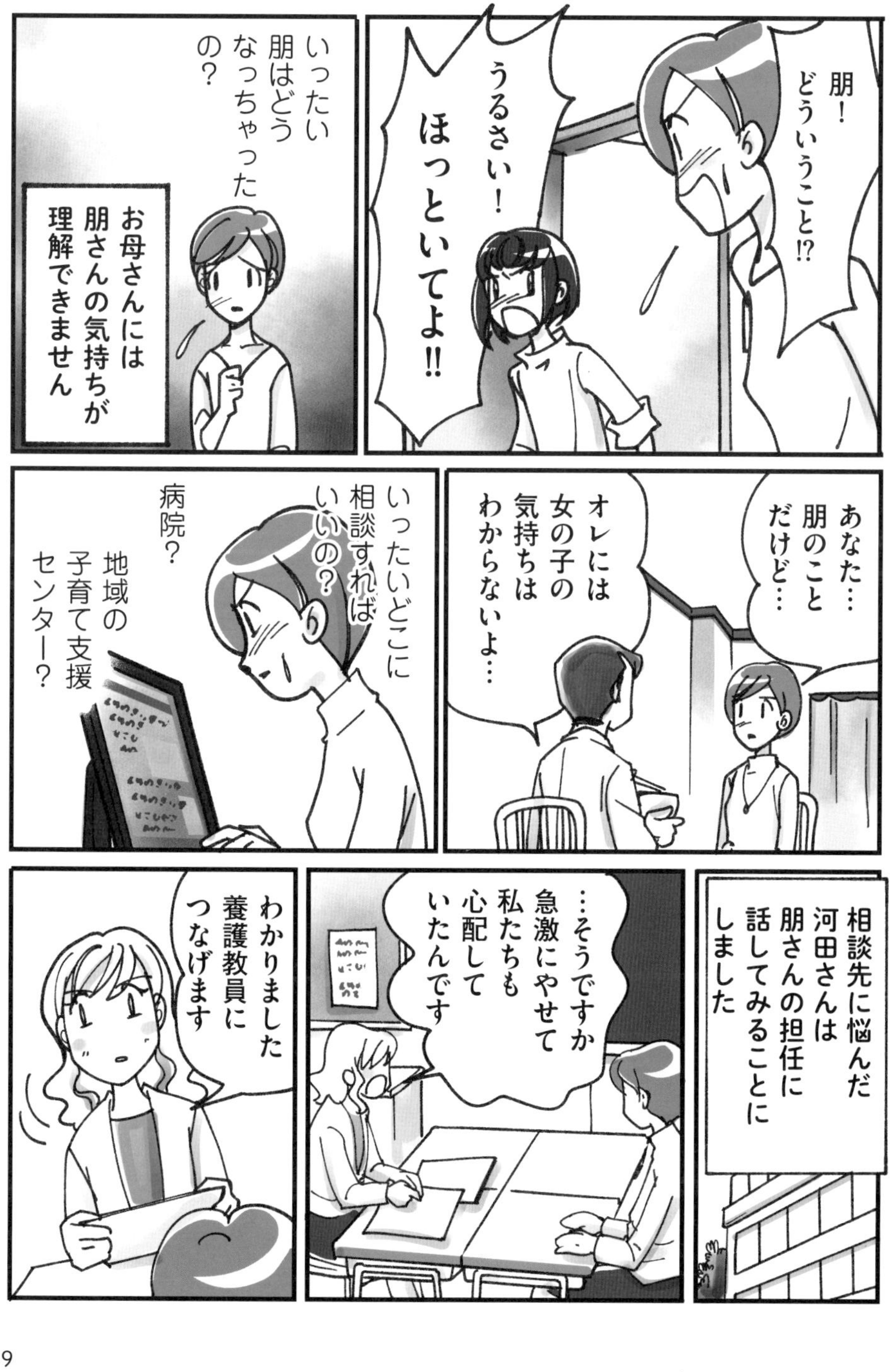

朋！どういうこと!?
うるさい！ほっといてよ!!
いったい朋はどうなっちゃったの？
お母さんには朋さんの気持ちが理解できません
あなた…朋のことだけど…
オレには女の子の気持ちはわからないよ…
いったいどこに相談すればいいの？
病院？
地域の子育て支援センター？
相談先に悩んだ河田さんは朋さんの担任に話してみることにしました
…そうですか急激にやせて私たちも心配していたんです
わかりました養護教員につなげます

保護者の方へ

子どもの様子が気になったら…

1

学校の担任、あるいは養護の先生に相談しましょう。
養護教諭は、専門の立場からすべての子どもたちの健康を管理しています。
子どもたちの心身の成長の心強い味方です。

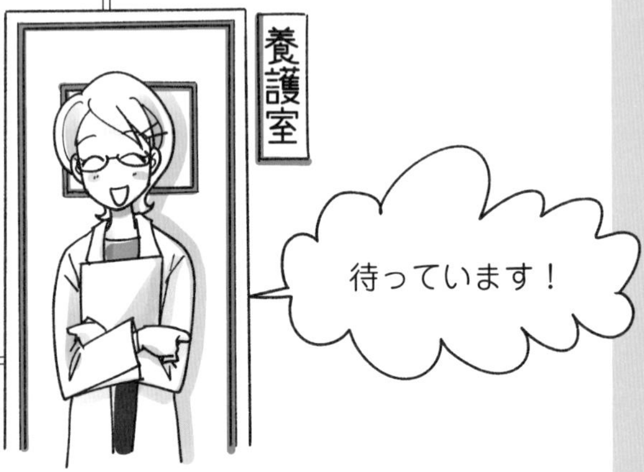

2

摂食障害は本人が気がつきにくい病気です。
①本人に病気という意識がありません。
②意識はあっても隠すことがあります。
③思春期になると体重や生理の有無など保護者に報告しない傾向があるので注意が必要です。

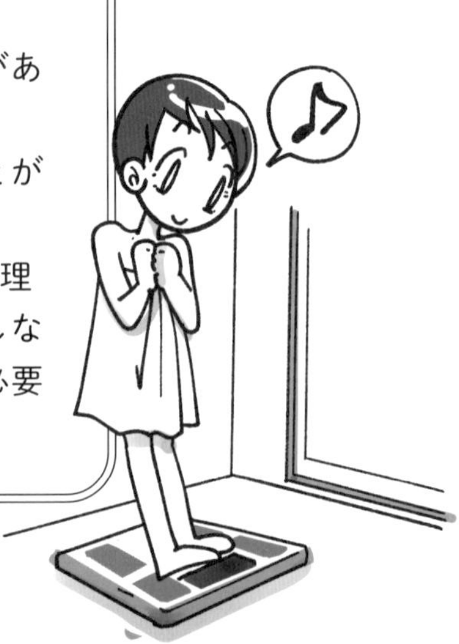

3

学校は就学時からの
身長・体重その他の健康状態を
掌握しています。

子どもの定期検診のデータから成長曲線を作成するなど、
客観的に子どもの状態を見ていきましょう。

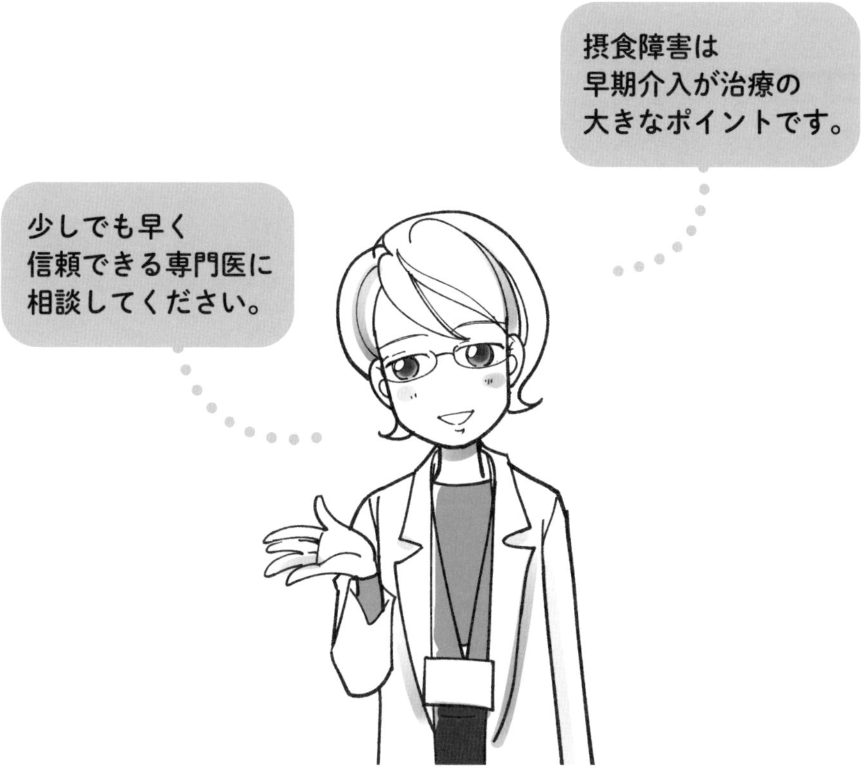
摂食障害は早期介入が治療の大きなポイントです。
少しでも早く信頼できる専門医に相談してください。

養護の先生へ　Chapter 2

生徒の様子が気になったら…

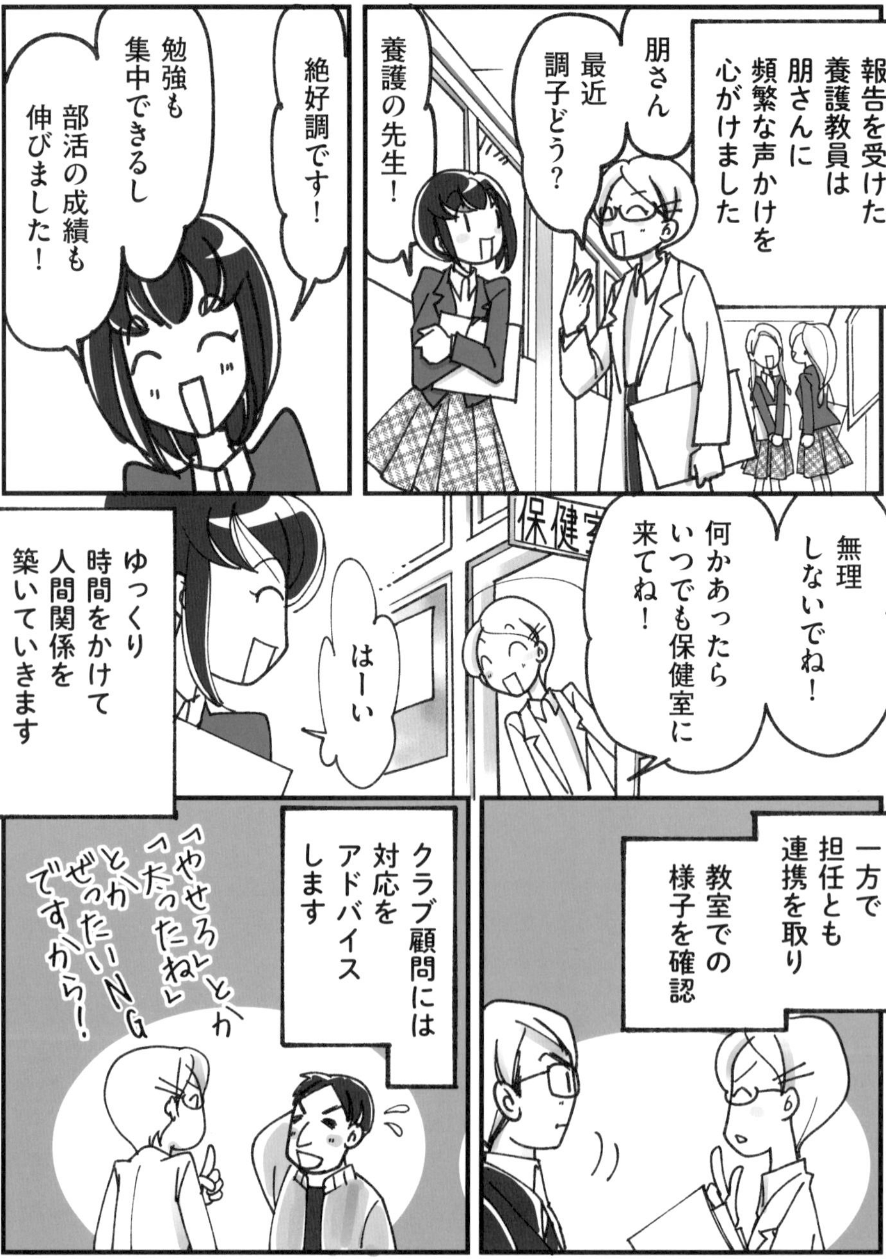

報告を受けた養護教員は朋さんに頻繁な声かけを心がけました
朋さん 最近 調子どう？
養護の先生！
絶好調です！
勉強も 集中できるし 部活の成績も 伸びました！
無理 しないでね！ 何かあったら いつでも保健室に 来てね！
保健室
はーい
ゆっくり時間をかけて人間関係を築いていきます
一方で担任とも連携を取り 教室での様子を確認
クラブ顧問には 対応を アドバイス します
「やせろ」とか 「太ったね」とか ぜったいNG ですから！

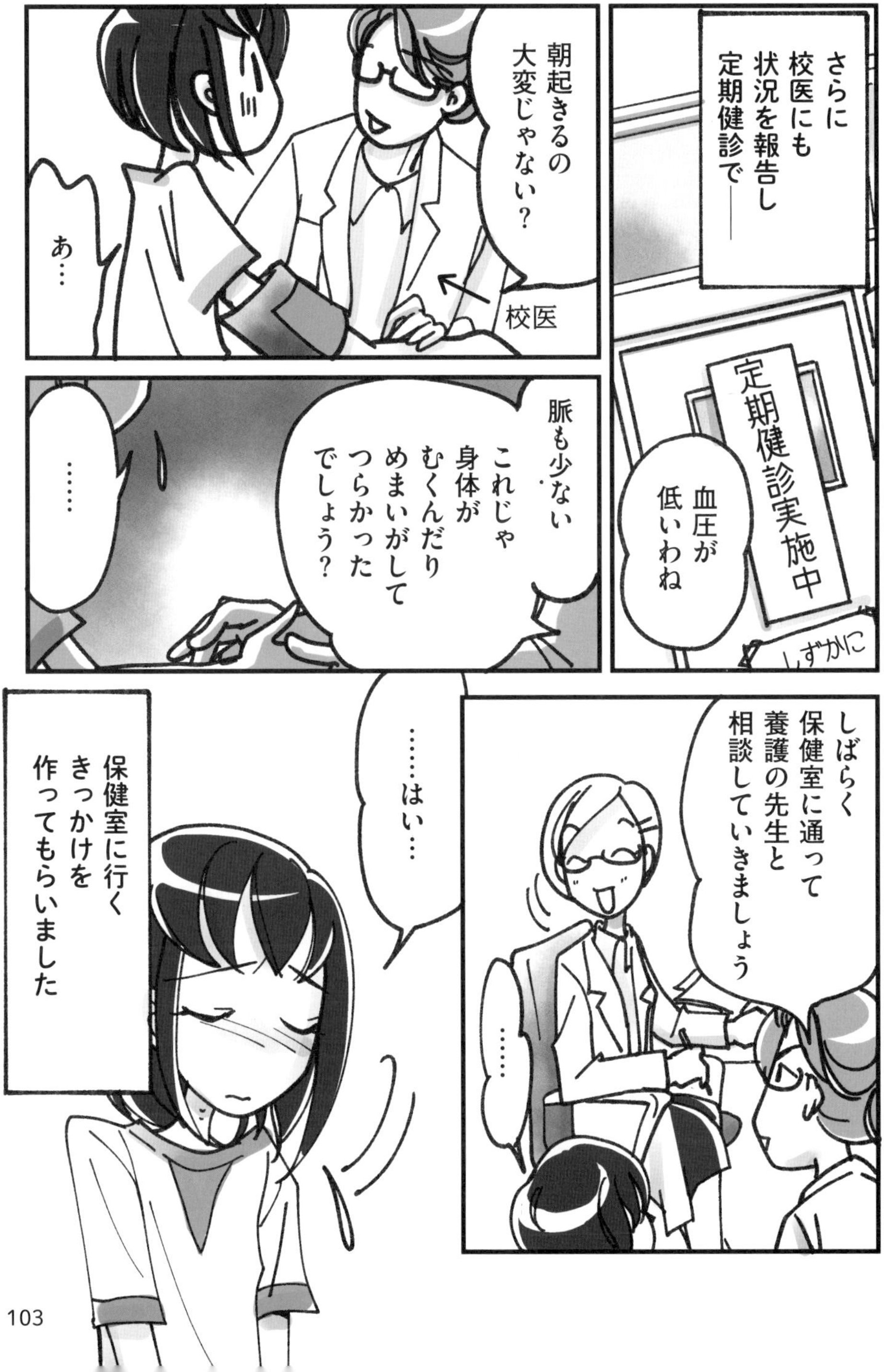
さらに校医にも状況を報告し定期健診で——
定期健診実施中
しずかに
血圧が低いわね
朝起きるの大変じゃない?
校医
あ…
脈も少ない
これじゃ身体がむくんだりめまいがしてつらかったでしょう?
……
しばらく保健室に通って養護の先生と相談していきましょう
……
……はい……
保健室に行くきっかけを作ってもらいました

養護の先生へ 生徒の様子が気になったら…

1

定期的に面談を重ね、
信頼関係を築きます。

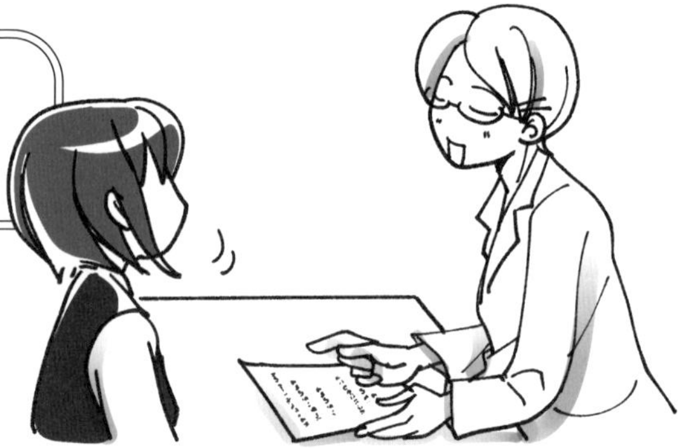

2

やせることを無理やり止めさせるのではなく、
本人の心身の困りごとに注目しアドバイスします。

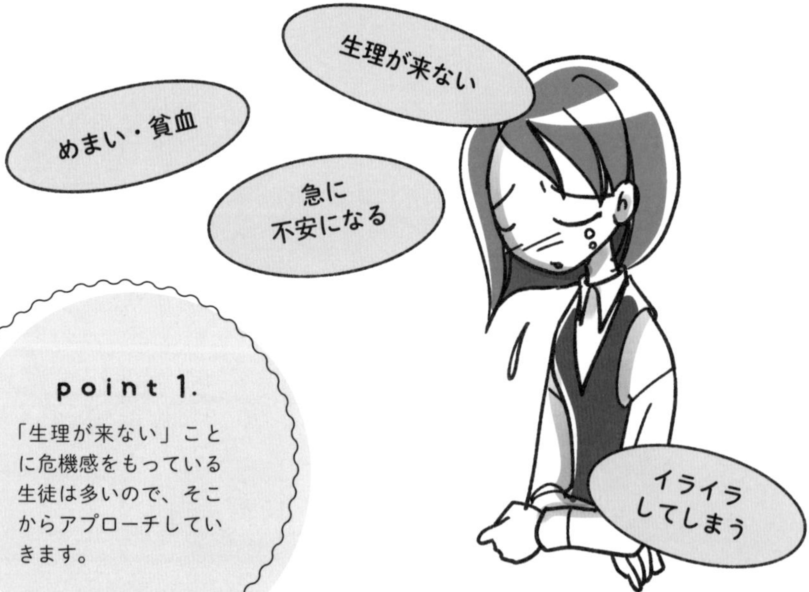
生理が来ない
めまい・貧血
急に
不安になる
イライラ
してしまう

point 1.

「生理が来ない」ことに危機感をもっている生徒は多いので、そこからアプローチしていきます。

3

成長期に低栄養状態や低体重が続くことの危険性を学んでいくことが「極端なやせ」へのこだわりを修正していく鍵になります。

【危険性の例】

- ●身長の伸びが停滞し思春期以降に期待される身長まで到達しない（低身長のリスク）
- ●骨密度が低下し骨粗しょう症のリスクが高まる（病的な骨折のリスク）
- ●初経が極端に遅れる、あるいは、無月経状態が続く（不妊のリスク）

女性ホルモンと女性の一生

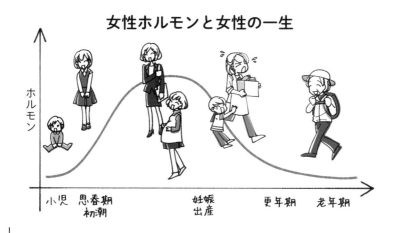

女性ホルモンは女性が思春期になると著しく増加し、重要な働きをするようになります。女性ホルモンの働きで月経がはじまり女性らしい身体の変化（二次性徴）が現れます。同時に骨密度が急速に増加し骨が成熟していきます。骨密度は 20 歳前後でピークとなるので、それまでの時期に十分な骨密度を獲得することが将来の骨の健康のために重要です。また、女性ホルモンは成長ホルモンの刺激で肝臓から作られる成長因子 IGF-1 の分泌を増やし身長を伸ばします。このように、思春期に増える女性ホルモンは、骨代謝・脂質代謝・血管機能など全身に作用することで、女性の健康維持に重要な役割を担っています。

Chapter ③

養護の先生へ

保護者・本人への受診のすすめ方

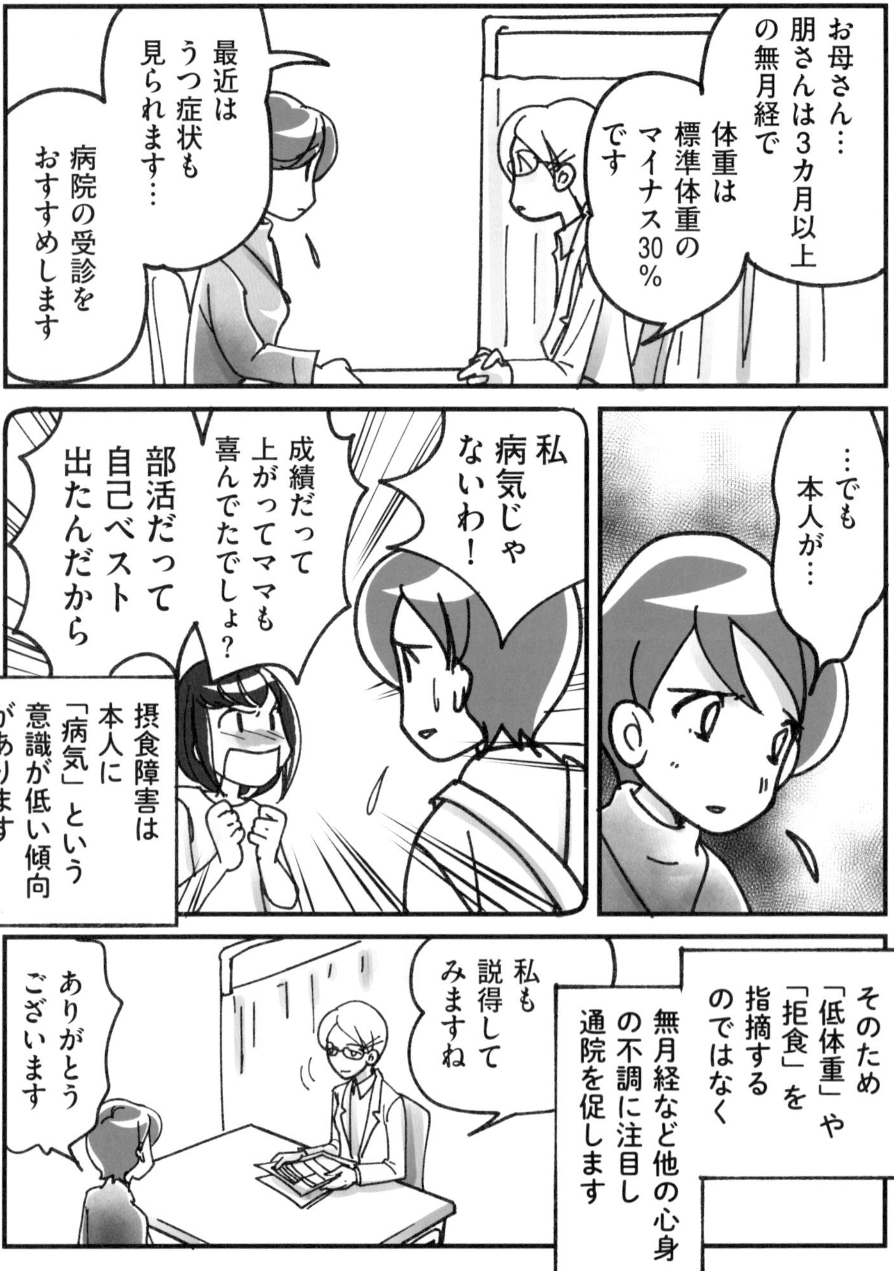
お母さん… 朋さんは3カ月以上の無月経で
体重は標準体重のマイナス30%です
最近はうつ症状も見られます…
病院の受診をおすすめします
…でも本人が…
私病気じゃないわ!
成績だって上がってママも喜んでたでしょ?
部活だって自己ベスト出たんだから
摂食障害は本人に「病気」という意識が低い傾向があります
そのため「低体重」や「拒食」を指摘するのではなく
無月経など他の心身の不調に注目し通院を促します
私も説得してみますね
ありがとうございます

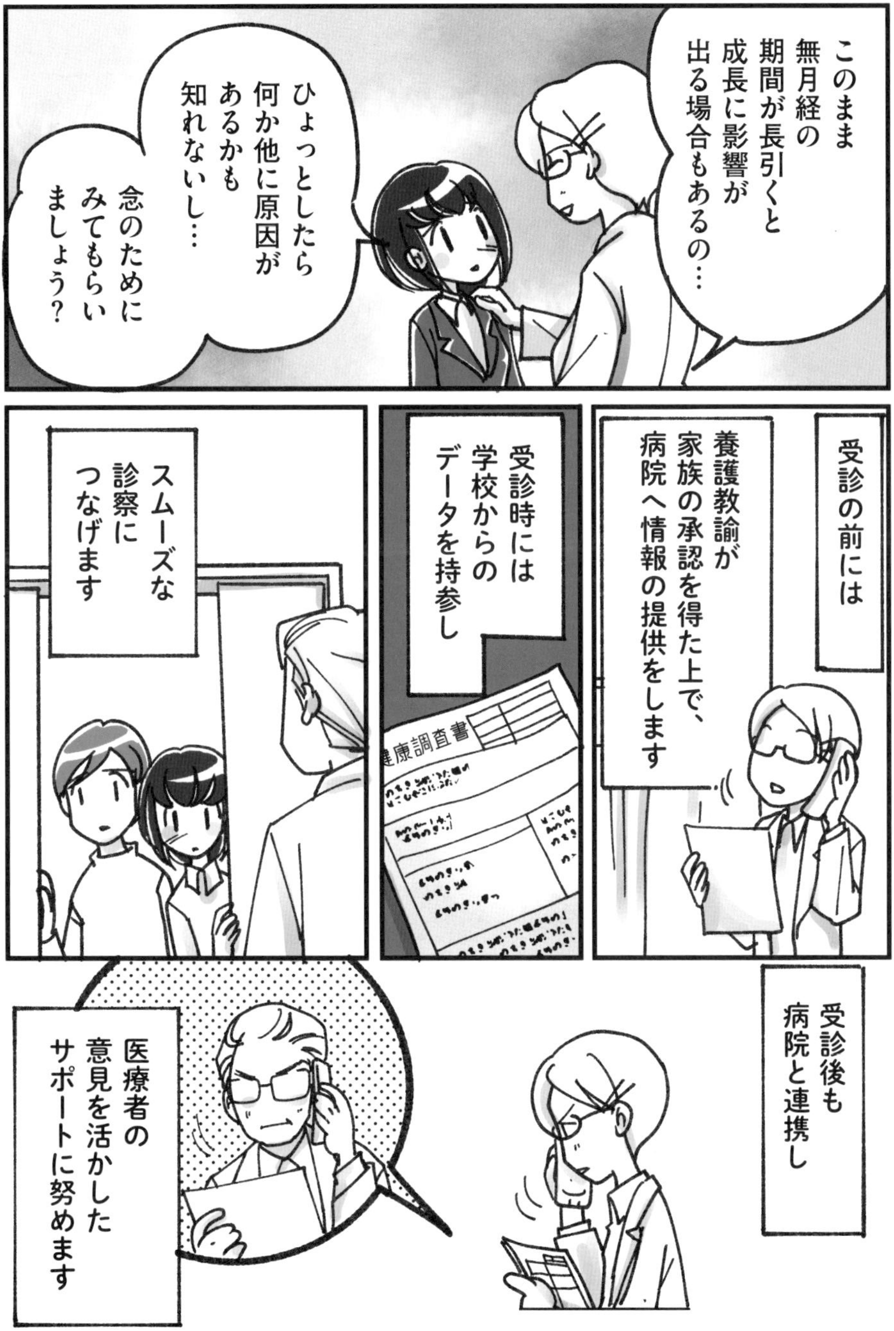
このまま無月経の期間が長引くと成長に影響が出る場合もあるの…
ひょっとしたら何か他に原因があるかも知れないし…
念のためにみてもらいましょう?
受診の前には
養護教諭が家族の承認を得た上で、病院へ情報の提供をします
受診時には学校からのデータを持参し
康調査書
スムーズな診察につなげます
受診後も病院と連携し
医療者の意見を活かしたサポートに努めます

養護の先生へ

保護者・本人への受診のすすめ方

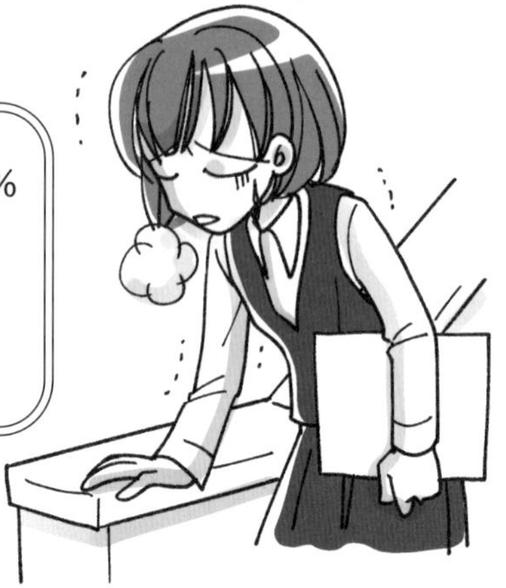

1 受診のタイミング

- 標準体重のマイナス 30%
- 3カ月以上の無月経
- 低血圧・徐脈・貧血

など…

2 受診のすすめ方

「摂食障害」を受け入れるには抵抗があるケースが多いです。心身の不調などの「二次障害」に注目し、受診をおすすめします。

本人

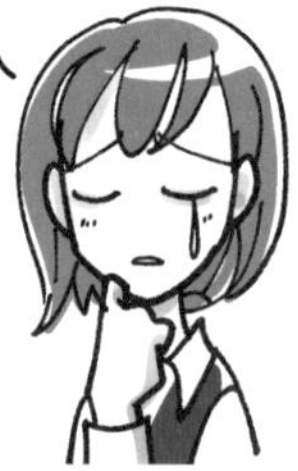

家族

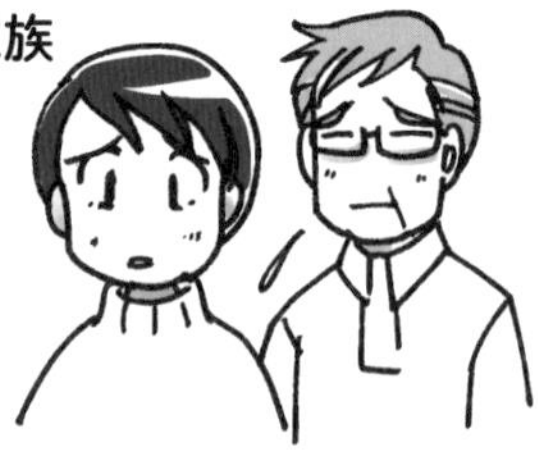

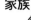

無月経・二次障害からのアプローチ。体重の増減以外の心身の不調を指摘する。

このままでは危険なことを認識してもらう。無月経など、他の病気の可能性があることを指摘する。

3 そろえておくもの

受診の際は、学校からの情報提供があると診察がスムーズです。

- ●成長曲線
- ●最近の様子
- ●身体所見
- ●本人、保護者の状況など

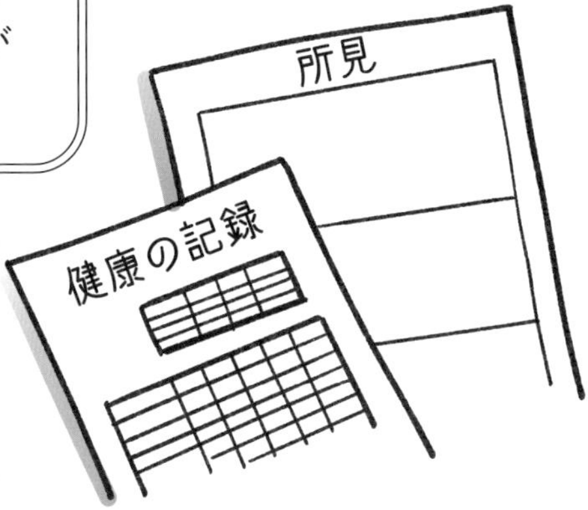

4 ポイント

保護者の許可を得て、病院の先生と連携を取り、さまざまな角度から本人をサポートします。

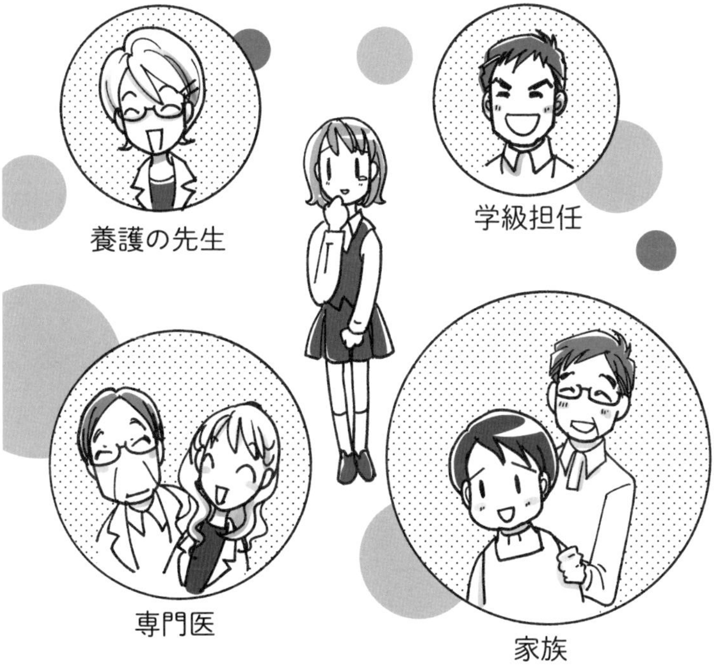

保護者の方へ Chapter ④

通院治療になったら…

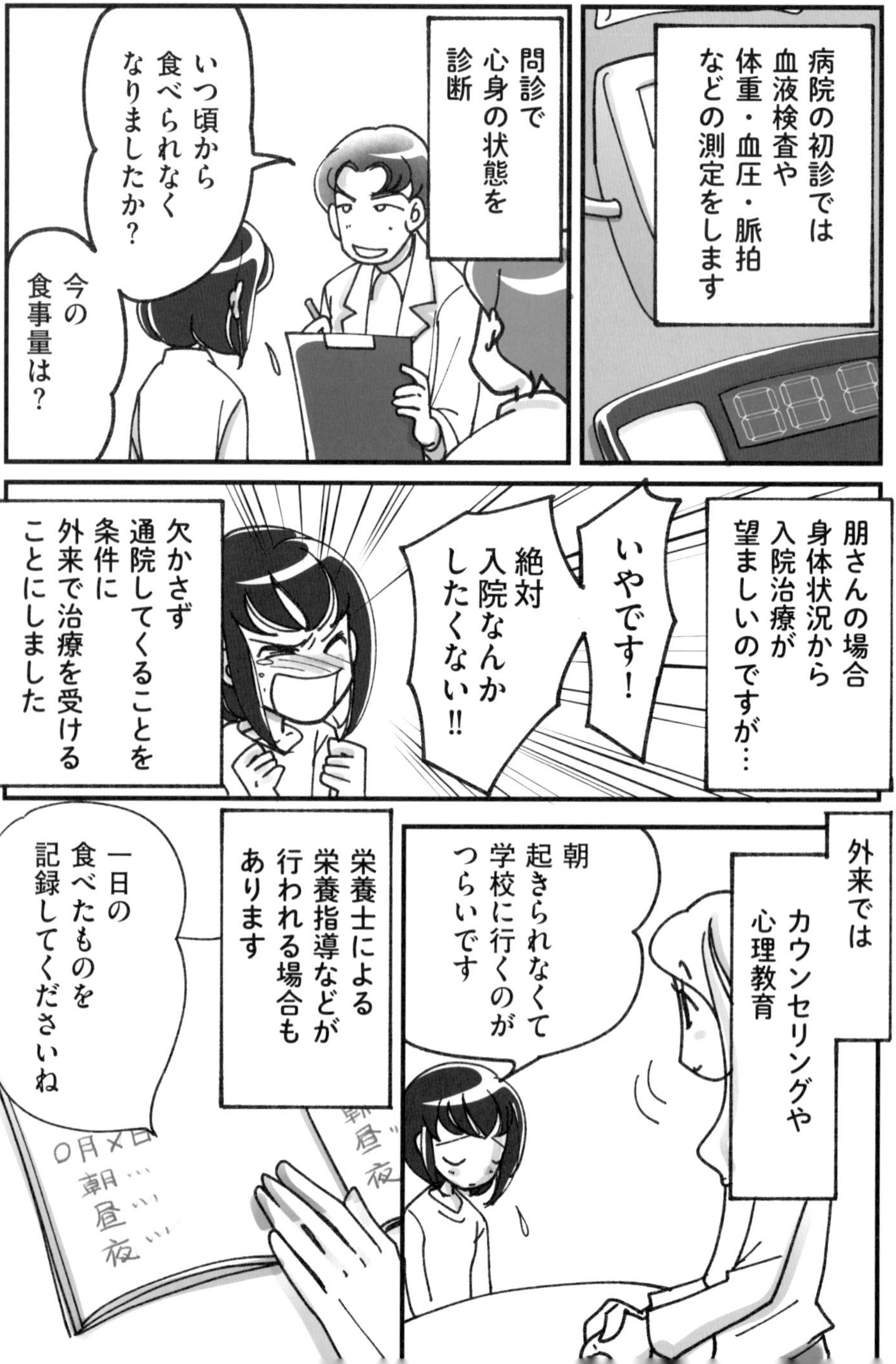

病院の初診では血液検査や体重・血圧・脈拍などの測定をします
問診で心身の状態を診断
いつ頃から食べられなくなりましたか?
今の食事量は?
朋さんの場合身体状況から入院治療が望ましいのですが…
いやです!
絶対入院なんかしたくない!!
欠かさず通院してくることを条件に外来で治療を受けることにしました
外来ではカウンセリングや心理教育
朝起きられなくて学校に行くのがつらいです
栄養士による栄養指導などが行われる場合もあります
一日の食べたものを記録してくださいね
○月×日
朝
昼
夜

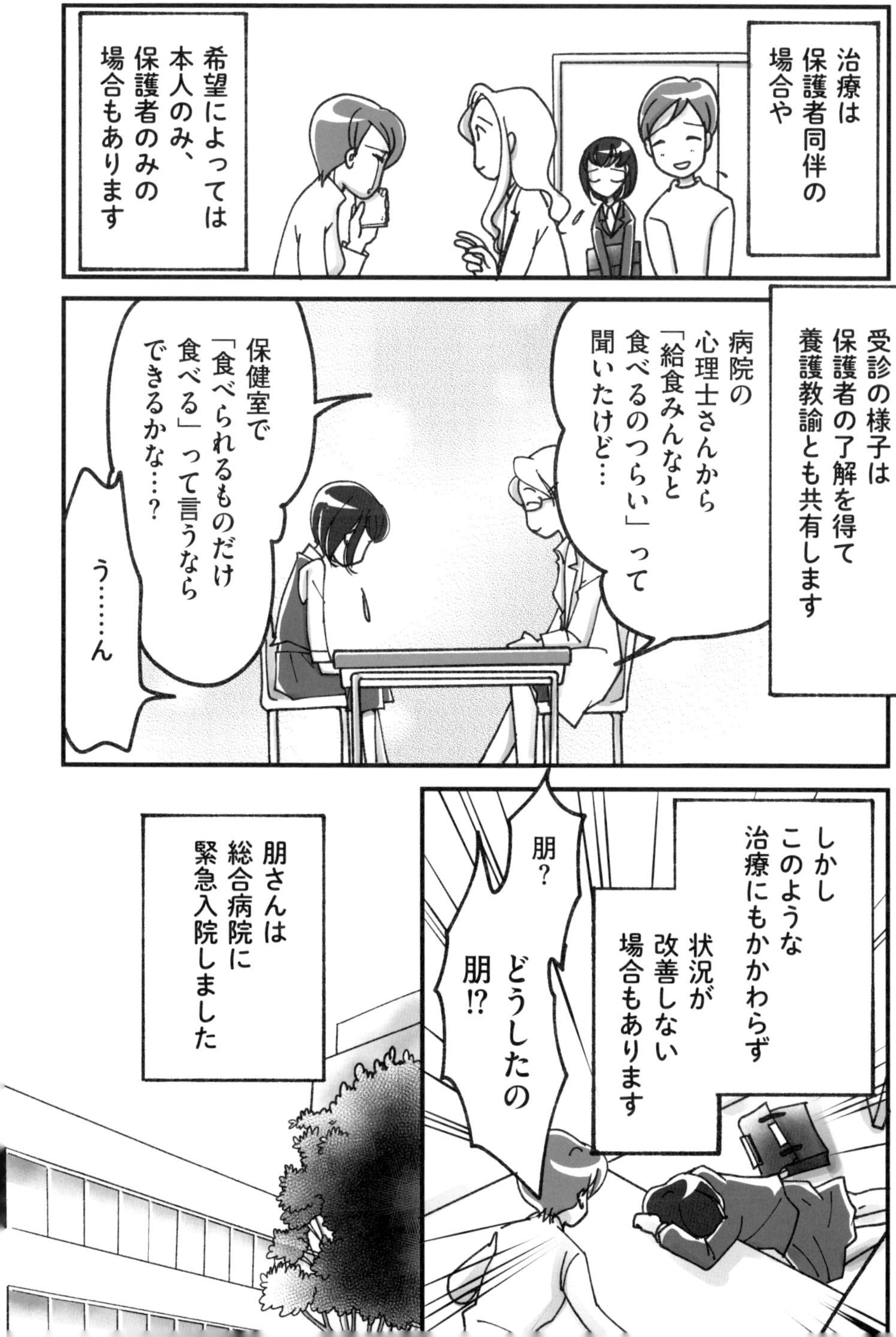
治療は保護者同伴の場合や
希望によっては本人のみ、保護者のみの場合もあります
受診の様子は保護者の了解を得て養護教諭とも共有します
病院の心理士さんから「給食みんなと食べるのつらい」って聞いたけど…
保健室で「食べられるものだけ食べる」って言うならできるかな…?
う……ん
しかしこのような治療にもかかわらず
状況が改善しない場合もあります
朋? どうしたの朋!?
朋さんは総合病院に緊急入院しました

保護者の方へ 通院治療になったら…

1 かかりつけの小児科へ

・血液検査
・体重、血圧、脈拍などの測定
・問診
などを行います。

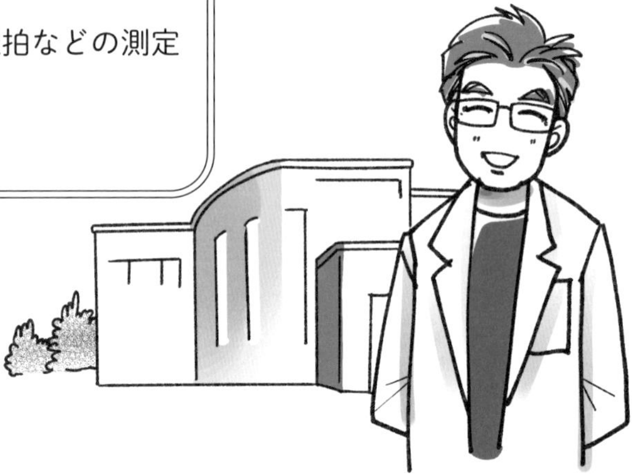

病気を知る

治療＝体重を戻すこととととらえ、治療を拒否する当事者が多いため、時間をかけて、病気への知識と治療の必要性を学んでいきます。

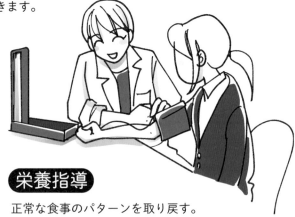

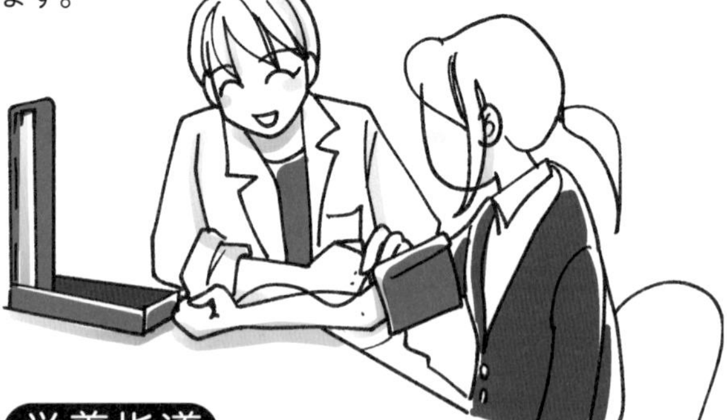

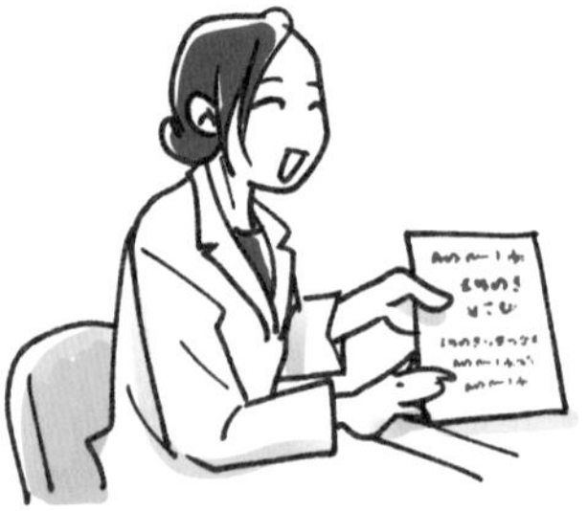

栄養指導

正常な食事のパターンを取り戻す。
１日３食、食欲にかかわらず規則正しく食事を取る指導をします。
多くは数週間おきの通院をします。

2 病院と養護教員の連携

医師に相談しながら
本人の希望を具体的に実現していきます。

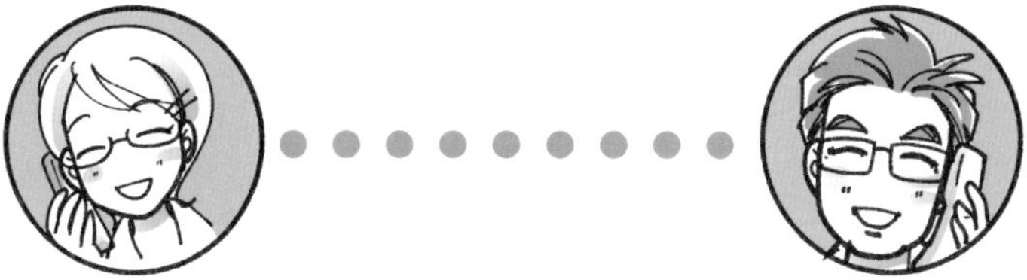

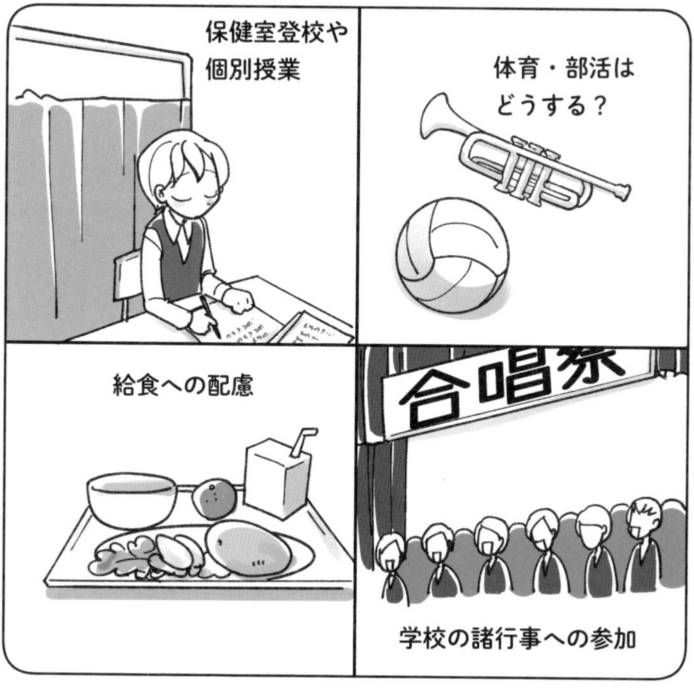
保健室登校や
個別授業
体育・部活は
どうする？
給食への配慮
合唱祭
学校の諸行事への参加

3

改善が見られない場合は
入院治療に進みます。

入院治療

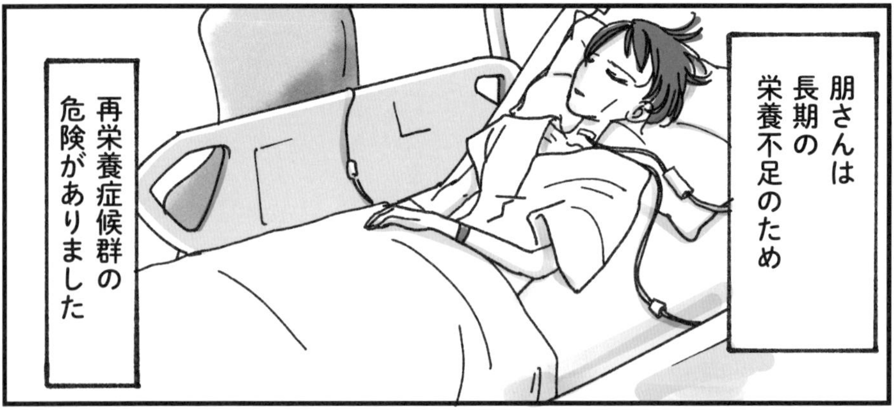
朋さんは長期の栄養不足のため
再栄養症候群の危険がありました

再栄養症候群とは――

長い低栄養状態の身体に急に栄養補給を開始することで起こる障害で

心不全や呼吸不全の危険さらに、死に至ることもある危険な状態です

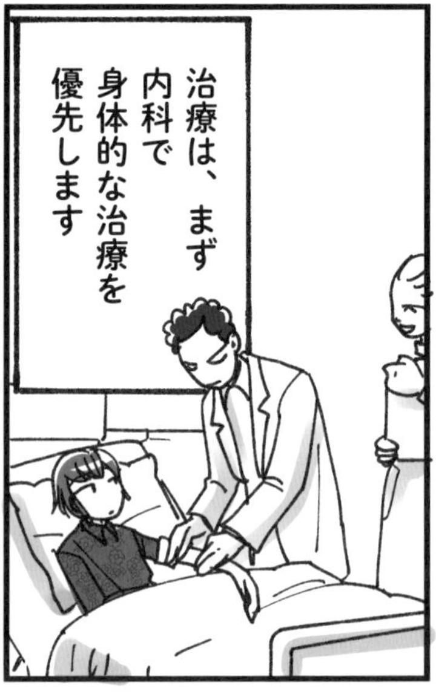
治療は、まず内科で身体的な治療を優先します

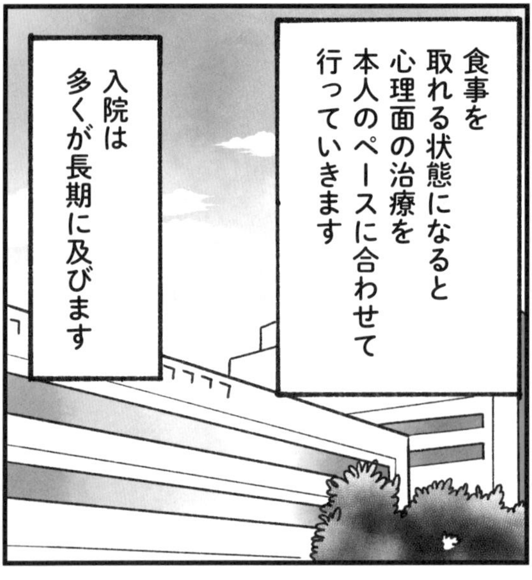
食事を取れる状態になると心理面の治療を本人のペースに合わせて行っていきます
入院は多くが長期に及びます

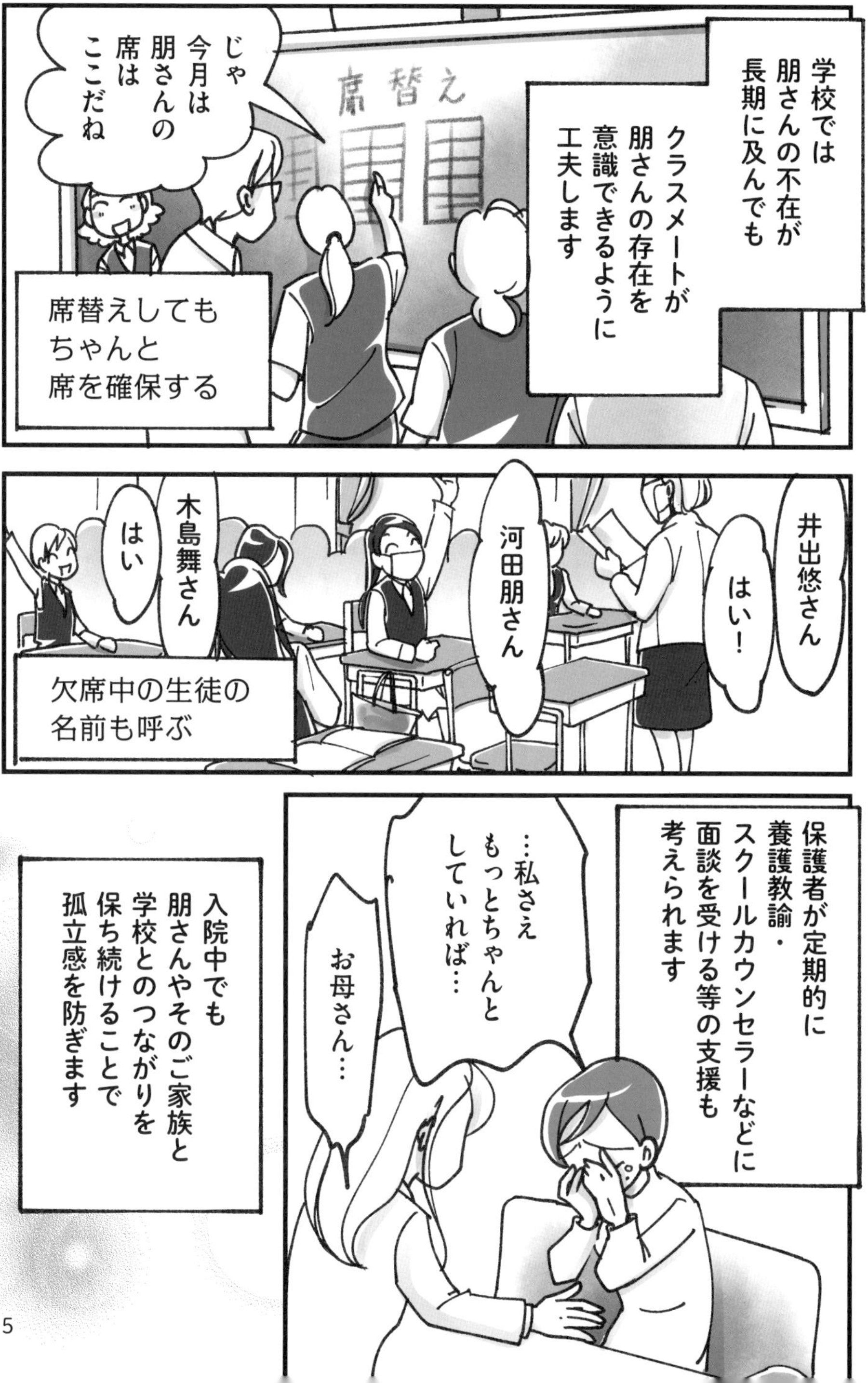

学校では朋さんの不在が長期に及んでも
クラスメートが朋さんの存在を意識できるように工夫します
席替え
じゃ今月は朋さんの席はここだね
席替えしてもちゃんと席を確保する
井出悠さん
はい！
河田朋さん
木島舞さん
はい
欠席中の生徒の名前も呼ぶ
保護者が定期的に養護教諭・スクールカウンセラーなどに面談を受ける等の支援も考えられます
…私さえもっとちゃんとしていれば…
お母さん…
入院中でも朋さんやそのご家族と学校とのつながりを保ち続けることで孤立感を防ぎます

保護者・養護の先生へ 入院治療

1

専門医による身体的回復を
まず優先します。

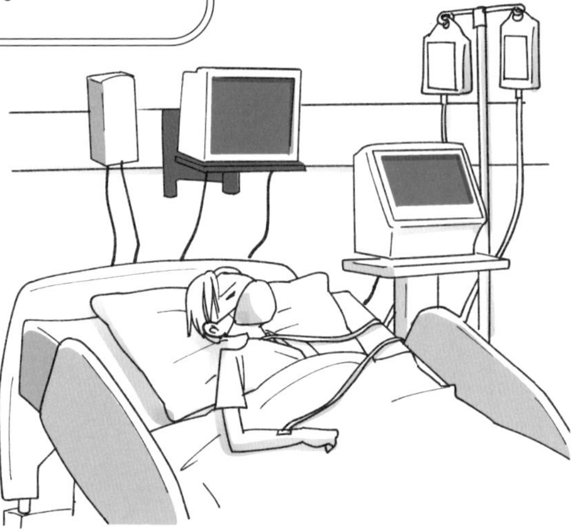

2 危険な再栄養症候群

長期間の慢性的な低栄養障害がある状態に、急激に栄養補給を行うと発症する代謝性の合併症です。
心不全や呼吸不全、腎不全、肝機能障害ほか、多様な症状を呈することがあります。

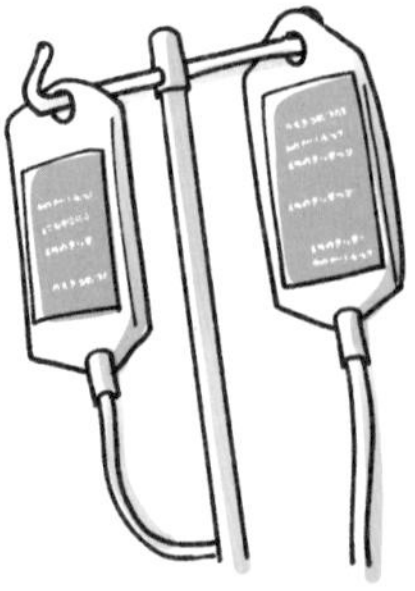

数日〜1週間かけてゆっくりと
栄養を投与していきます。

3 命の危機を脱してからの心理的治療

カウンセリングや認知行動療法、家族療法などが行われることもあります。

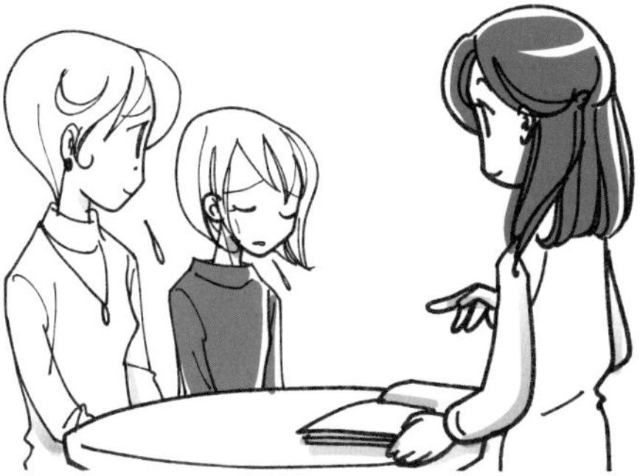

point 1.

家族療法とは、家族という関係性のなかで病気を理解し、治療していく治療法。

4 養護教員を軸とした病院と学校、家族との連携

入院中も連携を取り続けることで、退院後の復帰もスムーズ。再発予防にもつながります。

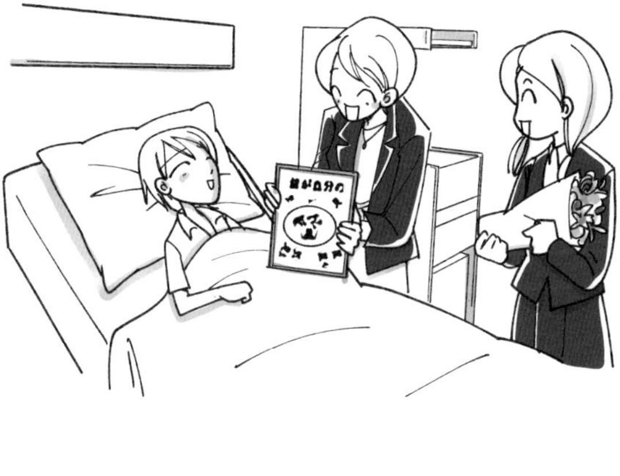

Chapter 6

保護者・養護の先生へ

退院後

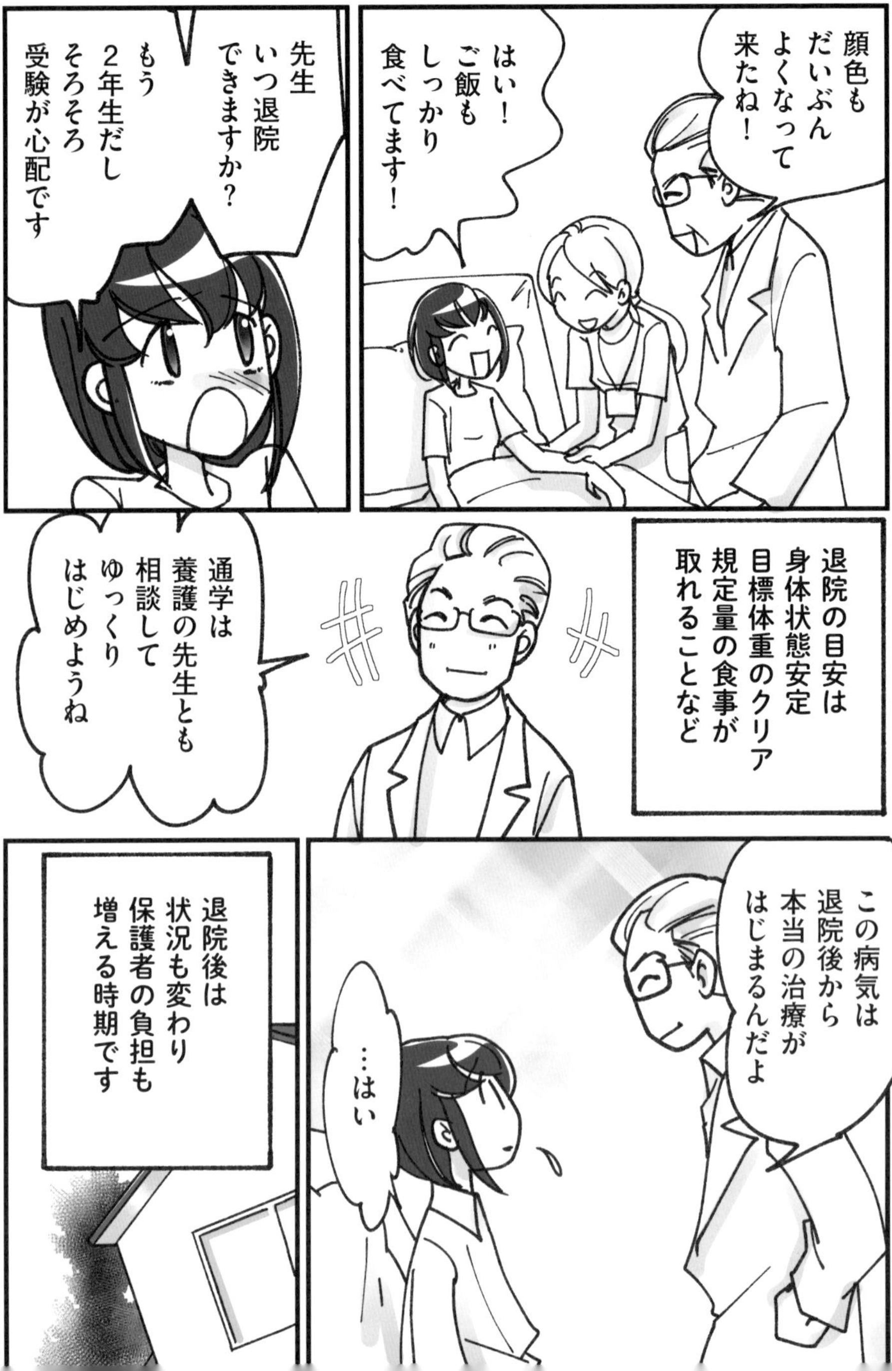

顔色もだいぶんよくなって来たね！
はい！ご飯もしっかり食べてます！
先生いつ退院できますか？
もう2年生だしそろそろ受験が心配です
退院の目安は身体状態安定目標体重のクリア規定量の食事が取れることなど
通学は養護の先生とも相談してゆっくりはじめようね
この病気は退院後から本当の治療がはじまるんだよ
…はい
退院後は状況も変わり保護者の負担も増える時期です

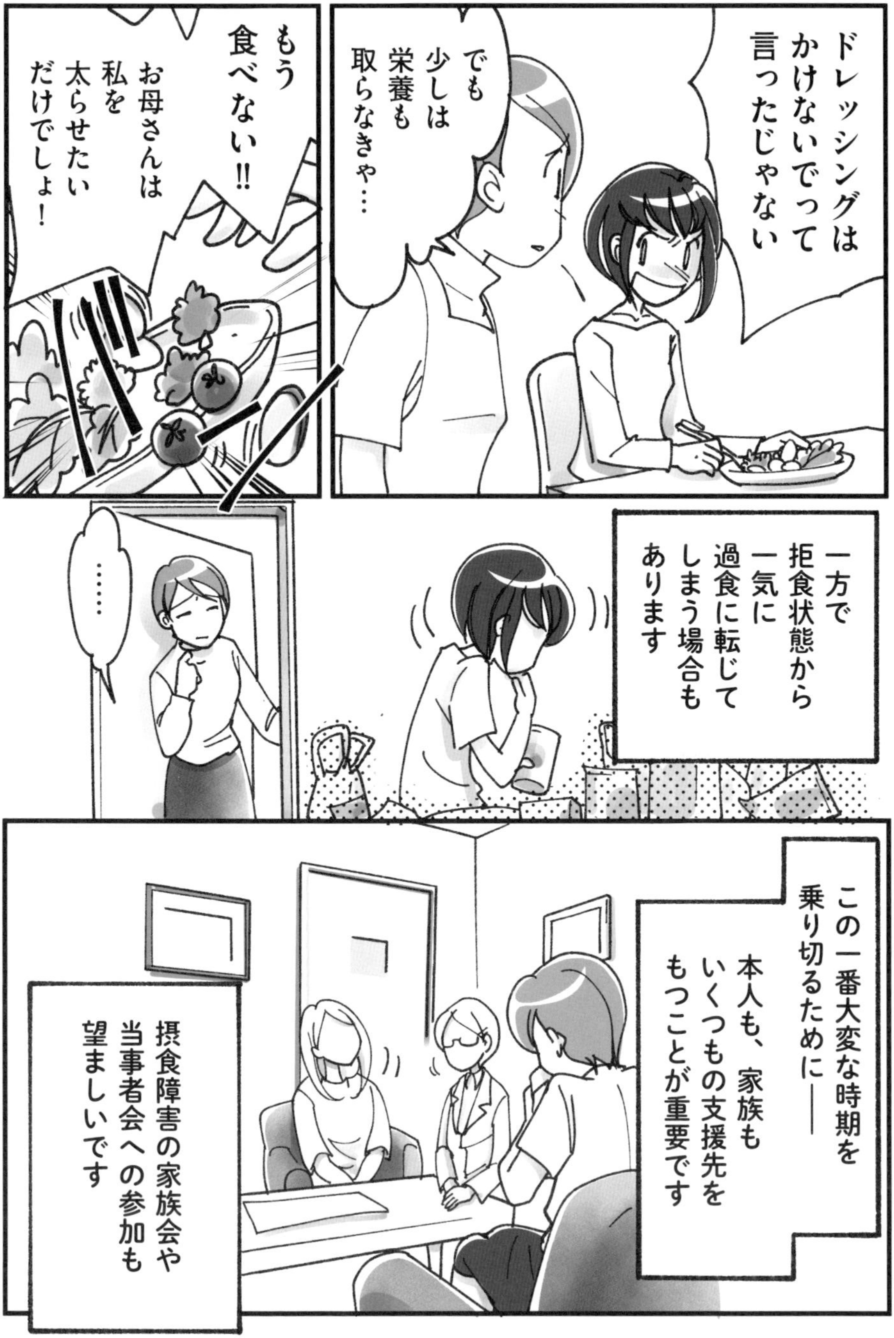
ドレッシングはかけないでって言ったじゃない
でも少しは栄養も取らなきゃ…
もう食べない!!
お母さんは私を太らせたいだけでしょ!
……
一方で拒食状態から一気に過食に転じてしまう場合もあります
この一番大変な時期を乗り切るために——
本人も、家族もいくつもの支援先をもつことが重要です
摂食障害の家族会や当事者会への参加も望ましいです

保護者・養護の先生へ　退院後

1

学校の復帰は
ゆっくり焦らずに…

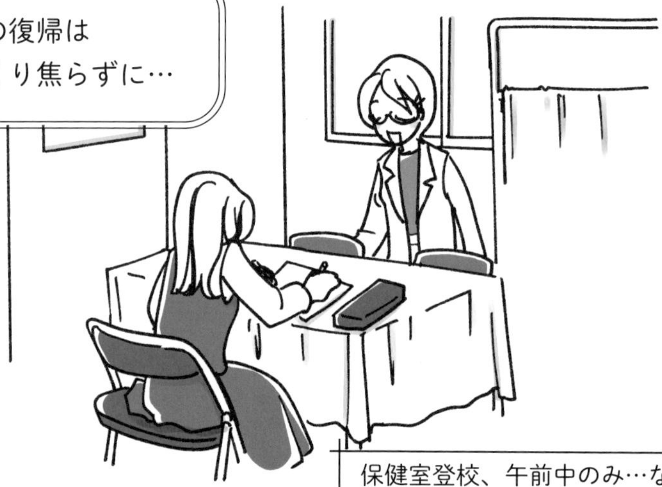

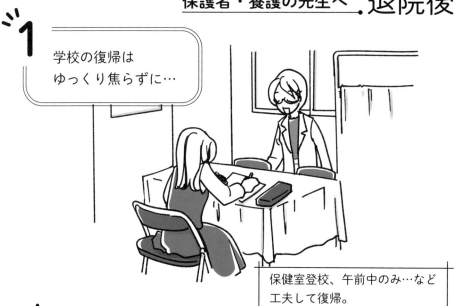

保健室登校、午前中のみ…など
工夫して復帰。

2

食事への強いこだわりで家族を振り回したり、
拒食から過食に移行することもあり、
本人、家族共に大変な時期でもあります。

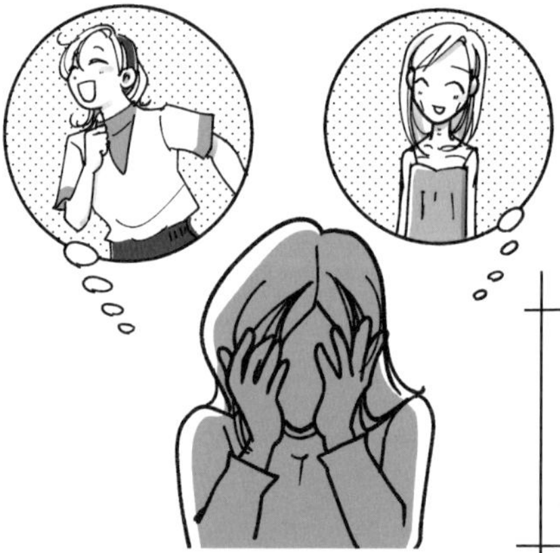

身体の症状が改善されるとともに
本人は「やせていたい」
「太りたくない」という
葛藤と戦っています。

3 摂食障害の自助会などにつながりさらに支援先を増やしましょう！

当事者会、家族会が全国各地にあります。自身の思いを語ること、他の人の体験を聞くことは、大きな支えとなります。

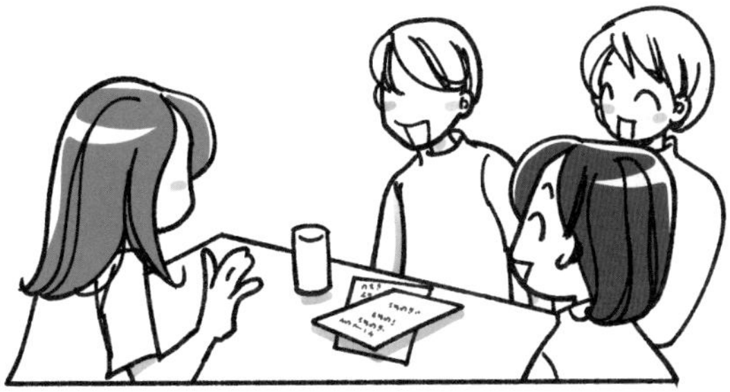

自助会についての詳細は、
病院で聞いたり、インターネットで調べてみましょう。

point 1.

たくさんの支援先を見つけ、「助けて」と言えるようになることが本当の自立です。

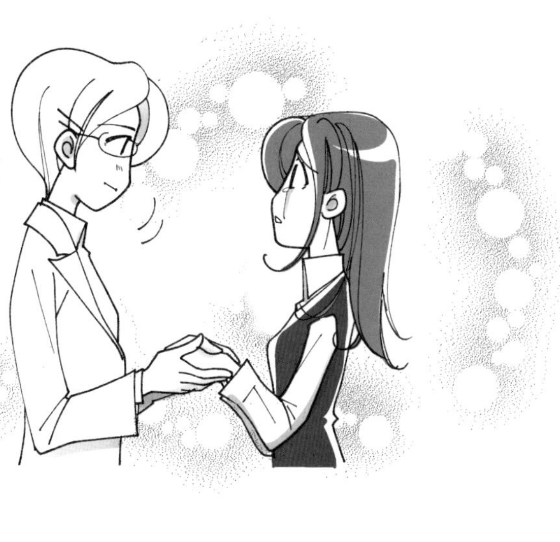

COLUMN 摂食障害の自助会・家族会ってどんなところ？

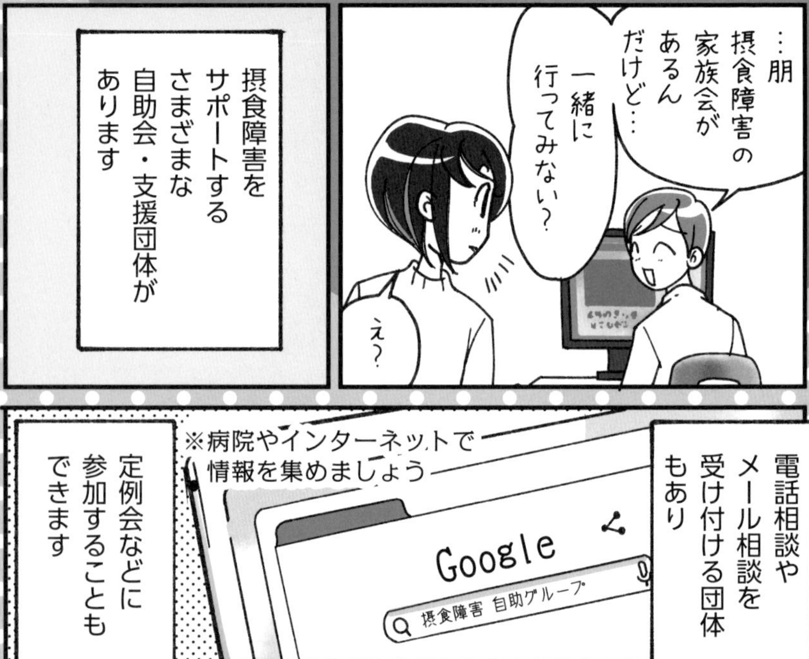
…朋
摂食障害の家族会があるんだけど…
一緒に行ってみない？
え？
摂食障害をサポートするさまざまな自助会・支援団体があります
電話相談やメール相談を受け付ける団体もあり
※病院やインターネットで情報を集めましょう
Google
摂食障害 自助グループ
定例会などに参加することもできます
定例会では当事者の体験や専門家のセミナーなど内容はさまざまです
…私が摂食障害になったのは中学一年ではじめたダイエットがきっかけで…
私と同じだね

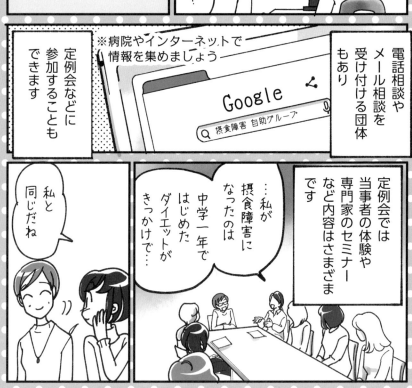

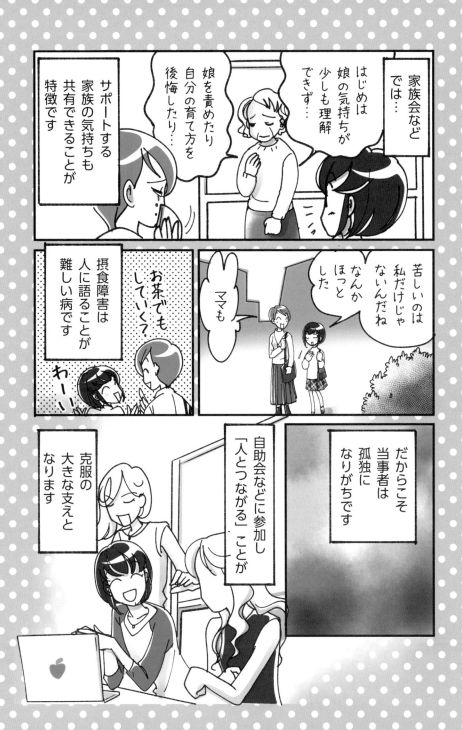

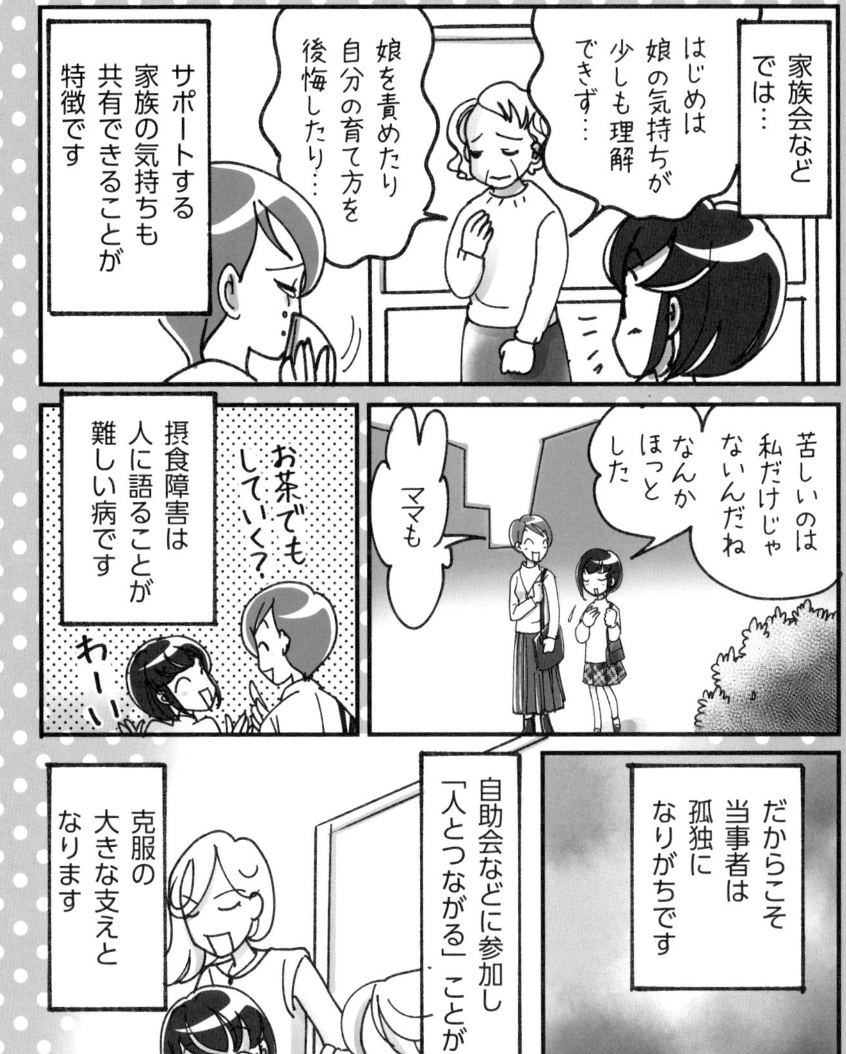
家族会などでは…
はじめは娘の気持ちが少しも理解できず…
娘を責めたり自分の育て方を後悔したり…
サポートする家族の気持ちも共有できることが特徴です
苦しいのは私だけじゃないんだね なんかほっとした
ママも
摂食障害は人に語ることが難しい病です
お茶でもしていく？
わーい
だからこそ当事者は孤独になりがちです
自助会などに参加し「人とつながる」ことが
克服の大きな支えとなります

Chapter 7

保護者・養護の先生へ

退院後の見守り

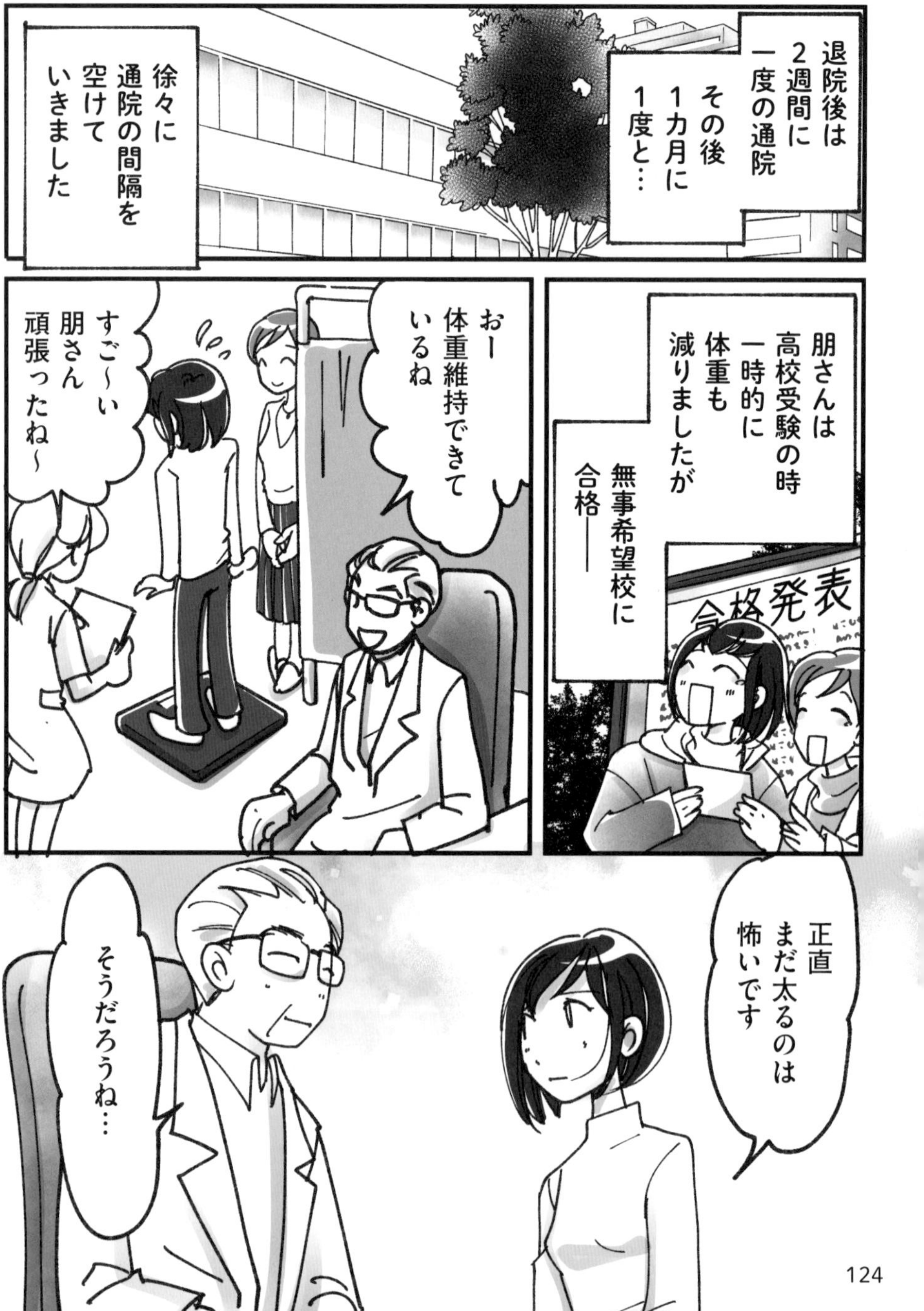

退院後は2週間に一度の通院
その後1カ月に1度と…
徐々に通院の間隔を空けていきました
朋さんは高校受験の時一時的に体重も減りましたが
無事希望校に合格——
合格発表
おー体重維持できているね
すご〜い朋さん頑張ったね〜
正直まだ太るのは怖いです
そうだろうね…

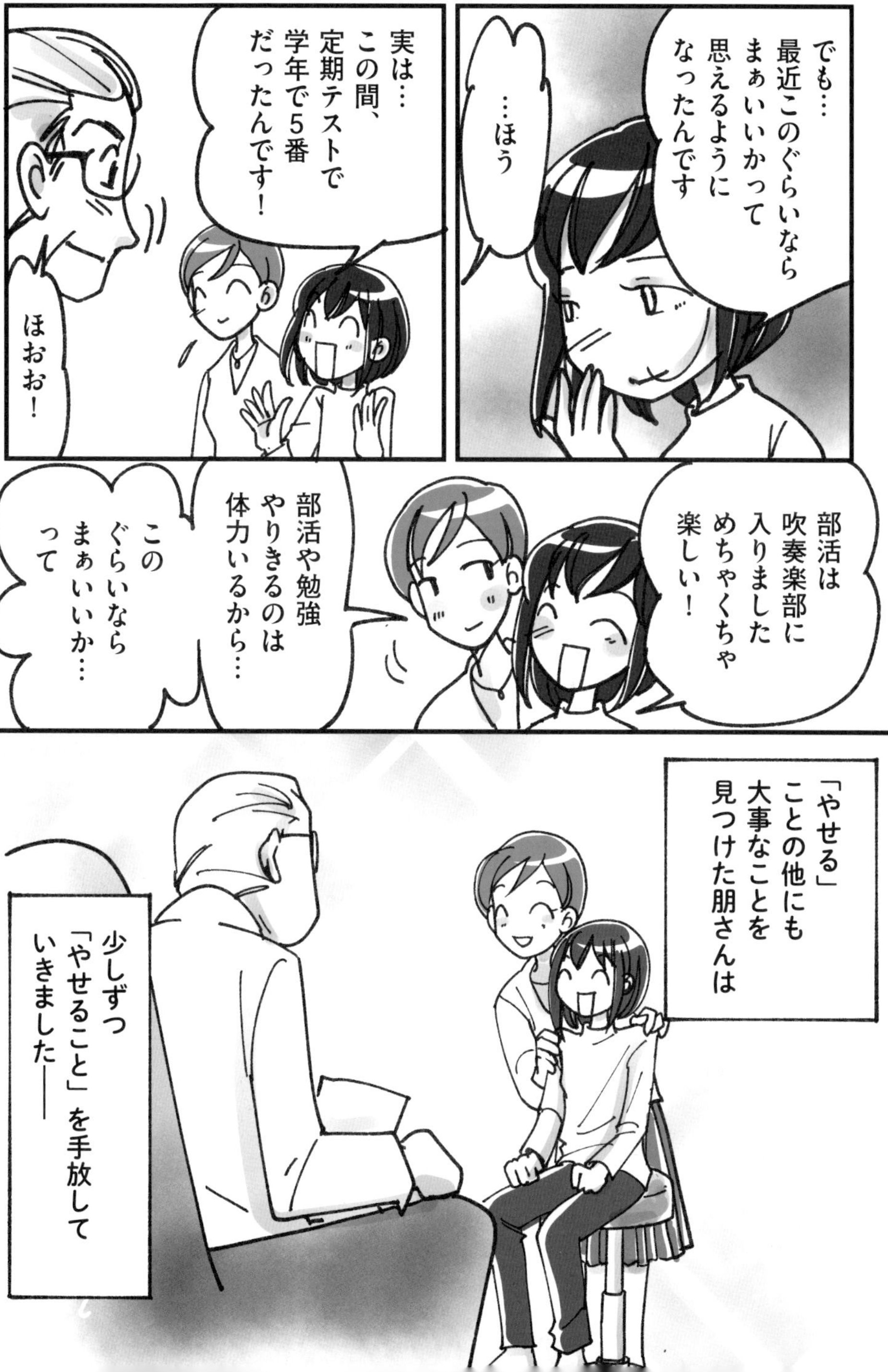
でも…最近このぐらいならまぁいいかって思えるようになったんです
…ほう
実は…この間、定期テストで学年で5番だったんです！
ほおお！
部活は吹奏楽部に入りましためちゃくちゃ楽しい！
部活や勉強やりきるのは体力いるから…
このぐらいならまぁいいか…って
「やせる」ことの他にも大事なことを見つけた朋さんは
少しずつ「やせること」を手放していきました——

保護者・養護の先生へ 退院後の見守り

1 回復には時間がかかります

体重が一旦増えても、また減ることがあります。
一進一退をくり返し、徐々に落ち着きます。

2 摂食障害の再発率は4割

高い再発率ですが、焦らずにじっくり
見守りましょう。

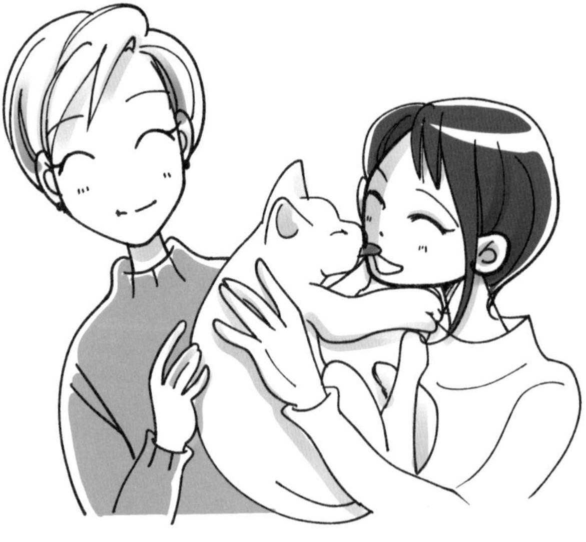

3 「まあ、いいか」そんな感情とともに回復に向かいます。

本人の「やせたい気持ち」や「食べ物に対する気持ち」などさまざまな「こだわり」と上手につき合っていけるよう成長を待ちましょう。

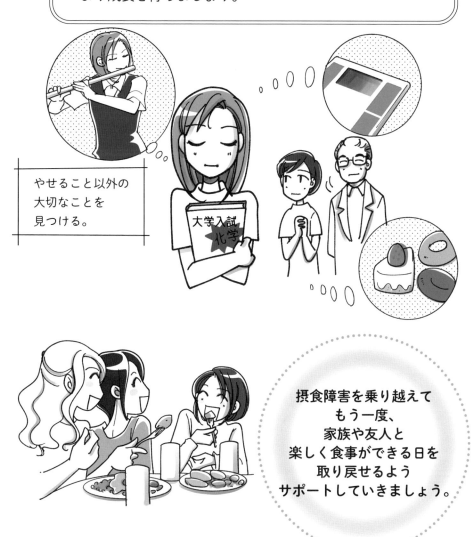

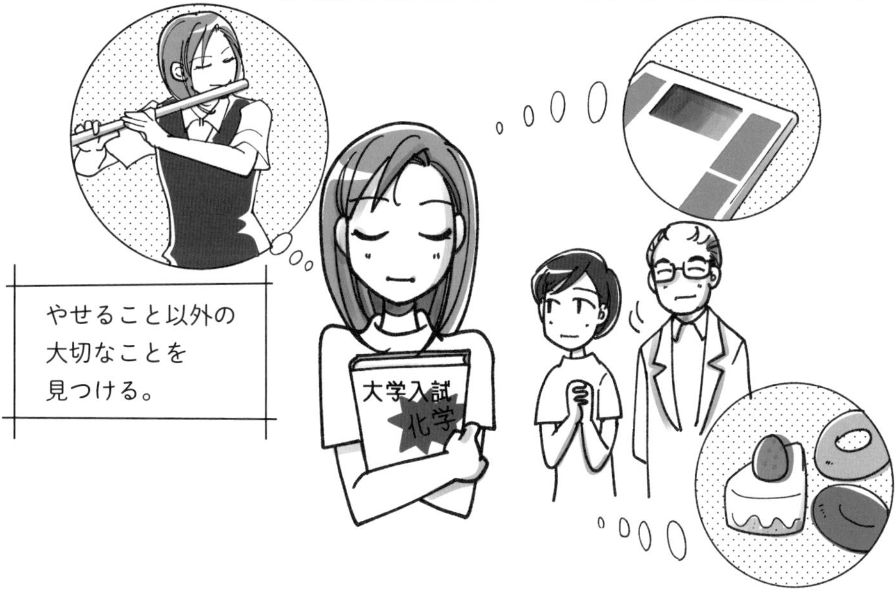
やせること以外の
大切なことを
見つける。
大学入試
化学

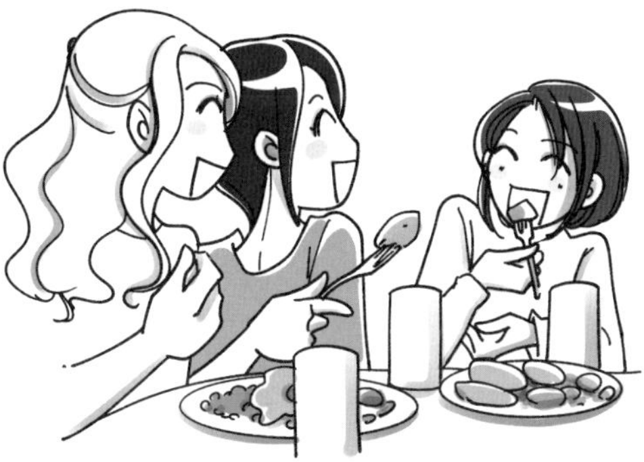

摂食障害を乗り越えて
もう一度、
家族や友人と
楽しく食事ができる日を
取り戻せるよう
サポートしていきましょう。

Q&A

教えて！作田先生

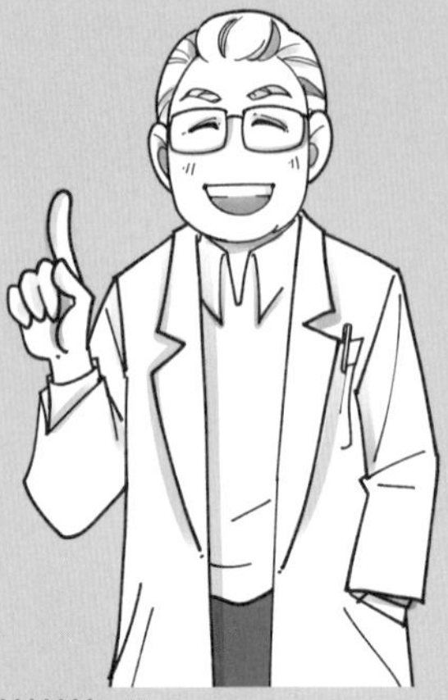

Q1
摂食障害の治療が終わりましたが、不安です。

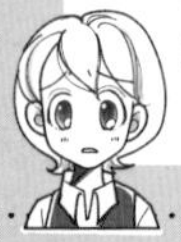

治療を終えたということは、主治医の先生から「あなたの摂食障害という病気が治った」と伝えられ、あなたもそれに同意したことを意味します。

摂食障害が治ったという場合、2つの意味があります。

1つ目は、食行動が改善し月経が順調に訪れた状態です。あなたは日常生活を送るのに必要な体重を維持できる食事を無理せずに食べることができます。食事を制限したり、逆に過食したりしません。家族や友だちと同じ内容の食事が食べられ、食事の前になるとお腹がすきます。食べることは苦しみではなく、美味しいと喜びを感じます。過食症の場合は、食べすぎることはなく、食べても吐いたりしないですむ状態です。食べたあとの罪悪感もありません。月経も順調であり、運動の制限も必要なく健康になったと感じます。

2つ目は、やせ願望がなく体型への認知の歪みも消えた状態です。あなたは、他にやせた女性をみても体型を比べたりせず、もっとやせたいとは思わないでしょう。しかし、現実には、やせ願望の改善は簡単なことではありません。治療を終えたとしても、まだ、心の奥底には「やせたい」あるいは「自分の体形は太っている」と呟く「摂食障害の悪魔」が潜んでいるのかもしれません。あなたは、そのために不安を感じているのかもしれません。「また、病気に戻るのではないか」「学校に行けないほどになってしまうのではないか」と怯えているのかもしれません。

あなたに取りついた摂食障害が今どのくらいの大きさなのかを知ってください。ほとんど見えないくらいに小さくなっているのなら安心してください。

もし、大きくみえるなら、躊躇せずに家族に相談して、治療を受けた先生に再度受診しましょう。

摂食障害はしつこくあなたに付きまとうことがあります。でも、あなたの味方になってくれた家族や医師、心理士、学校の担任や養護教諭の先生のことを思い出してください。あなたは、今、一人で戦う必要はないのです。

かいせつ

作田　亮一（獨協医科大学埼玉医療センター
子どものこころ診療センター長・教授）

1　早期発見と早期対応がなぜ必要なのか？

①身体的な問題

小児期の慢性的な低栄養は成長に大きな影響を与えます。とくに前思春期の摂食障害児では、低栄養状態が持続すると性ホルモンの分泌能が著しく低下し、低体重だけでなく身長の伸びが緩徐になり停止します。身長の伸びに関連する因子は、乳幼児から3歳までは主に栄養、幼児から学童期は主に成長ホルモン、そして思春期になると性ホルモンの存在が大切な役割を担っています。

この時期の低栄養患者の身体管理は患者の骨端線が閉じる前に身体治療を行うべきです。

性ホルモンの低下は、無月経の要因になり、この状態が続けば妊孕性《にんようせい》（妊娠するための能力）にも支障を来たします。月経周期を保つためには体脂肪率22％以上が必要で、ダイエットによって脂肪組織が減少すると脂肪組織から分泌される卵胞ホルモンが低下し、無月経に陥ると考えられています。

②自殺の問題

小児期に発症した摂食障害患者が思春期以降も緩解せずに経過するとき配慮すべき重要な問題は自殺の危険性です。神経性やせ症による自殺による死亡率は1・24／千人年で、（標準化死亡比による）一般人口の31倍であり、神経性過食症ではそれぞれ0・30／千人年、一般人口の7・5倍（標準化死亡比による）と報告されています。

精神疾患のなかでは、統合失調症、大うつ病性障害、双極性障害、物質依存に次ぎ、自殺による死亡率が高いのです。

2　早期発見のポイント

子どもの摂食障害にだれかが気がつくことが第一歩です。

小中学生の女性の場合、ダイエットが一般的になっていて、母親も一緒にやっていることが珍しくありません。もっとも身近な家族でも子どもの拒食症に気がつかないことがあります。

当科を初診した子どもの摂食障害患者92名（15歳以下の小中学生）を対象に、紹介元の医療機関の対応、学校と医療の連携の有無、連携の内容、養護教諭の役割について後方視的に調査した結果、驚くべきことは、最初に子どもの摂食障害に気づいた人は、家族が50・0％、学校関係者21・7％（このなかで養護教諭が20名中14名）であり、半数の家族が第三者に指摘されないと自分の子どもが摂食障害であることに気がつきませんでした。

毎日、一緒に暮らしている養育者ほどわが子の変化が目に見えないのでしょうか。最近子どもがやせてきた、ダイエットしているな、態度が変わったな、などと気がついてもそれが病気なのか判断できないのかもしれません。

その点、学校健診を担っている養護教諭が子どもの摂食障害の早期発見に果たす役割は大きいと考えられます。患者の保護者が相談した相手では、学校関係が約50％と多く、そのうち17％が養護教諭でした。

3　やせているなと気がついたら

まず、かかりつけ医（小児科・内科）あるいは婦人科（無月経の相談）、消化器内科（便秘・腹痛の相談）を受診するとよいでしょう。そこで、身長・体重・血圧・心電図等をチェックし、経過や身体症状から摂食障害が疑われる場合は、さらに摂食障害治療専門の小児科・精神科・心療内科などを紹介されるかもしれません。

やせの指標は、成人ではＢＭＩで評価しますが15歳以下ではＢＭＩ-ＳＤＳあるいは標準体重で評価します。標準体重の65％（ＢＭＩ-ＳＤＳ：マイナス4・0）未満は入院治療が必要な重度とされます。ただし、小児では標準体重の75％を切っていなくても、1～2カ月の短期間で急激な体重減少がある場合には入院治療の適応になります。

拒食症の初期治療のポイントは、外来・入院治療どちらでも、

①身体症状の治療を優先する

②心理的介入は身体症状が安定してから開始する

③行動制限を用いる認知行動療法を行う

この3点です。

行動制限療法は、食事摂取量が増え体重が増加した時に自己の健康状態が改善することを認知し、安静から多くの行動への制限が解除され、自己評価が向上し、非機能的認知が改善することを目標にしています。しかし、イギリスの国際的治療ガイドライン（ＮＩＣＥガイドライン）では神経性やせ症の治療でエビデンスが認められているのは家族療法という手法だけです。

病院の初診時には、身体測定（身長と体重）、バイタルサイン（とくに徐脈と血圧）、成長曲線、肥満度の算定、摂食状況の確認などが行われます。

当科でもっとも心がけているのは患者さんと家族の気持ちへの配慮です。患者さんにとってやせを理由に初診することは抵抗感が強く、家族との葛藤のなかでぎりぎりの状態で受診する場合が多いのです。とにかく受診してくれた患者と家族へ最大限のねぎらいを惜しまず「本当によく来てくれたね」と言葉をかけることを信条としています。患者さんと家族に対して、低栄養であること、適切な栄養量、行動制限など、心理教育を中

心に対応します。

4　包括的治療と社会への啓蒙

軽症、中等症の摂食障害治療は外来で行うことが基本です。しかし、肥満度がマイナス30%を超えると入院治療を考慮しなくてはなりません。病棟では治療チームを作り、しっかりした治療構造の枠組みをもって対応することが必要で、当科では、指導医・病棟主治医・研修医・看護師（プライマリーナース）、公認心理士・小児リハビリテーション（言語療法・作業療法・理学療法）・医療相談部（メディカルソーシャルワーカー）・管理栄養士など、多職種が週1回集合して情報共有を行い、治療方針を決定しています。

治療介入においては、患者への介入はもとより、保護者への介入も大切であり、グループ家族療法も行っています。入院治療は、摂食障害治療のスタートに過ぎません。患者さんにとって、本当の治療のはじまりは退院後の生活からです。家族と一緒に摂食障害と向き合っていくのです。

独立行政法人国立精神・神経医療センターは、平成26年に厚生労働省から摂食障害全国支援センターとして指定を受けました。情報ポータルサイトから摂食障害についての正しい知見を発信しています。（https://www.ncnpgo.jp/nimh/shinshin/edcenter/index.html、http://www.edportal.jp http://www.edportal.jp/）。

小児摂食障害の予防面では、養護教諭を早期発見のキーパーソンと位置づけ、養護教諭を介して医療機関が学校と連携を図ることによって、小児摂食障害の早期対応を効果的に進める取り組みが進行しています。

養護教諭へのガイドラインとして「Minds 診療ガイドライン作成マニュアル」に基づいて小学校、中学校、高等学校、大学のそれぞれの現場での使用できる「エキスパートコンセンサスによる摂食障害に関する学校と医療のより良い連携のための対応指針」が作成されました。

主な摂食障害の病型

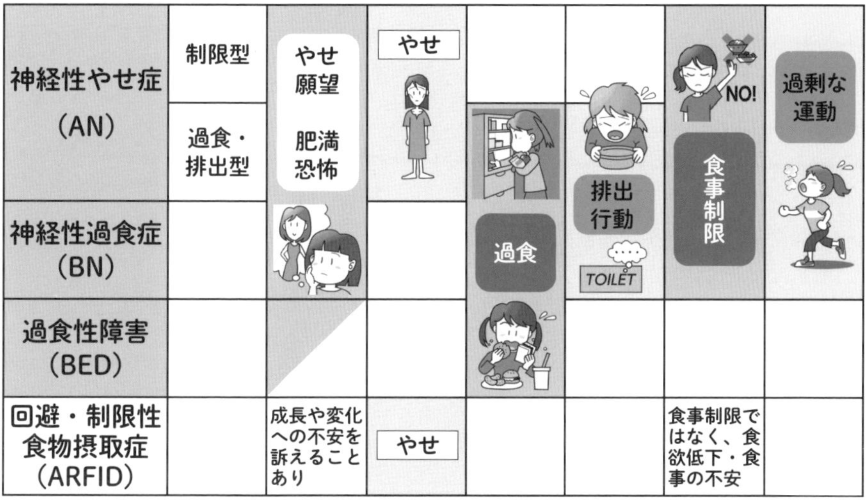

神経性やせ症
（AN）
制限型
過食・排出型
やせ願望
肥満恐怖
やせ
過食
排出行動
TOILET
NO!
食事制限
過剰な運動
神経性過食症
（BN）
過食性障害
（BED）
回避・制限性食物摂取症
（ARFID）
成長や変化への不安を訴えることあり
やせ
食事制限ではなく、食欲低下・食事の不安

摂食障害全国基幹センターHPからダウンロード可能なので活用することをすすめます。

また、日本摂食障害協会から、『チームで取り組む摂食障害治療支援ガイドブック』という冊子が作成されているので参照してください。

5　摂食障害の低年齢化

小児摂食障害の問題として次のような問題があります。

第1に、発症年齢の低年齢化が進み、これに伴う心身の問題が現れています。成長途上であることから低身長、骨粗しょう症・病的骨折、無月経・不妊症リスク、社会適応の問題などを抱えます。

第2に、明らかなやせ願望のない摂食障害が存在（自閉スペクトラム症との関連）し、通常の認知行動療法とは異なる視点で治療が必要かもしれないこと。

第3に、早期発見と包括的医療チームの必要性がさらに強まっていると考えています。

これらの問題の対応には、子どもを取り巻く家庭、学校、医療全体の病気への理解の向上が不可欠です。

相談窓口

摂食障害全国支援センター

https://www.ncnp.go.jp/nimh/shinshin/edcenter/index.html

摂食障害情報ポータルサイト。一般向きの解説／専門職向きの摂食障害対応指針（小中高校、大学版）が掲載されています。

一般社団法人日本摂食障害協会

http://www.jafed.jp/

冊子『チームで取り組む摂食障害治療支援ガイドブック　第２版――拒食と過食の疑問に答える』を刊行。

参考情報・参考になる本

● **日本摂食障害学会**
http://www.jsed.org/

● **日本小児心身医学会**
http://www.jisinsin.jp/

● **『小児心身医学会ガイドライン集 改訂第2版』**
日本小児心身医学会、南江堂、2015、pp177-214

● **『家族の力で拒食を乗り越える―神経性やせ症の家族療法ガイド―』**
マリア・ガンシー、井口敏之・岡田あゆみ・荻原かおり（監修 / 監訳）、星和書店、2019

● **「長期入院に至った要因」**
大谷良子、「子どもの心とからだ」第26巻第4号、日本小児科心身医学会、2018、pp.386-389

● **「子どもの摂食障害：早期発見と包括的治療」**
作田亮一、「日本小児科学会雑誌」123号、日本小児科学会、2019、pp.548-557

● **『わかって私のハンディキャップ③摂食しょうがい　食べるのがこわい』**
ブライアン・ラスク、作田亮一（監修）、大月書店、2016

● **「リフィーディング症候群」**
作田亮一、『100症例に学ぶ小児診療』、日経メディカル編、日経BP社、2017、pp.25-26

● **「中高生のスポーツと摂食障害」**
作田亮一、「栄養と料理」第86巻第5号、女子栄養大学出版部、2020、pp.88-91

● **「子どもの摂食障害の問題点」**
作田亮一、「女性心身医学」第24巻第3号、日本女性心身医学会、2020、pp.288-291

● **「小児領域における摂食障害」**
作田亮一、「医学と薬学」第77巻第9号、自然科学社、2020、pp.1259-1264

【作者】

おちゃずけ（マンガ家、コミックエッセイ作家）

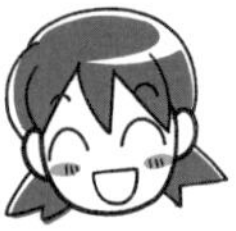

高校生のときに摂食障害になった経験からこの病気で苦しむ人を少しでも減らしたいと願うマンガ家。
摂食障害の当事者に取材し、体験をマンガ化した「摂食障害体験記」をブログで公開中。
https://ameblo.jp/ocyazke00/ 「おちゃずけのブログ」

【監修者】

作田　亮一（獨協医科大学埼玉医療センター子どものこころ診療センター長・教授）

1982年日本大学医学部卒業。1993年獨協医大越谷病院小児科。神経性やせ症の治療をはじめる。2009年「子どものこころ診療センター」を立ち上げ現職。発達障害と小児心身症（不登校、睡眠障害など）を専門に診療。
https://dept.dokkyomed.ac.jp/dep-k/ccdpm/　子どものこころ診療センターHP

組版　Shima.
装丁・本文デザイン　後藤葉子（森デザイン室）

10代のための
もしかして摂食障害？　と思ったときに読む本
「やせたい気持ち」から離れられない

2021年7月10日　第1刷発行

作　　者　おちゃずけ
監 修 者　作田亮一
発 行 者　坂上美樹
発 行 所　合同出版株式会社
　　東京都小金井市関野町1-6-10
　　郵便番号　184-0001
　　電話　042（401）2930
　　FAX　042（401）2931
　　振替　00180-9-65422
　　ホームページ　https://www.godo-shuppan.co.jp/
印刷・製本　恵友印刷株式会社

■刊行図書リストを無料進呈いたします。
■落丁・乱丁の際はお取り換えいたします。

ISBN978-4-7726-1468-9　NDC599　257 × 182